아름답고 건강한 삶을 기원하며
님께 드림

존스홉킨스
환자 안전 전문가가 알려주는

병원
33 Safety Rules for Patients
사용설명서

존스홉킨스
환자 안전 전문가가 알려주는

병원
33 Safety Rules for Patients
사용설명서

정헌재 · 윤혜연 지음

비타북스

저자의 글

병원의 안전장치,
환자가 모르면 무용지물이다

2005년 초여름, 난 의료계에 있는 사람이라면 누구나 꿈꾸는 존스홉킨스의 글로벌 리더 프로그램에 소머 스칼라(Sommer Scholar)로 선발되어 유학길에 오를 날만 기다리고 있었다. 그런데 세상을 다 가진 것 같았던 그 행복한 순간은 갑자기 깜깜한 암흑 같은 절망으로 바뀌고 말았다. 바로 아버지가 폐암 말기 진단을 받았기 때문이다.

나는 존스홉킨스 입학을 취소하고 아버지를 돌보는 데 모든 정성을 쏟았다. 하지만 아버지의 상태는 점점 나빠져만 갔고 결국 이듬해 6월, 춘천의 한 병실에서 조용히 숨을 거두셨다. 아버지를 돌보며 병원에서 보낸 11개월은 내게 많은 것을 깨닫게 해주었다. 환자의 보호자가 되고 보니, 병원을 '이용'한다는 게 만만치 않은 일이라는 것을 실감할 수 있었다. 의사인 나조차도 어디서 무슨 검사를 받으라는 것인지, 누구에게 무얼 물어야 하는지 도통 알 수 없을 때가 많았기 때문이다. 마치 복잡한 미로 속에 혼자 남겨진 것처럼 좌절감과 혼란스러움을 느낀 적도 다반사였다.

이듬해 나는 다행히도 다시 존스홉킨스의 소머 스칼라로 선발되었고, 아버지의 장례를 치른 뒤 곧장 진짜 유학길에 올랐다. 존스홉킨스에 입학한 나는 당시 한창 커다란 규모의 연구와 투자가 진행되고 있던 환자 안전 분야에 관심을 기울였고, 1년 후에는 세계보건기구(WHO)가 환자 안전 전문가를 키워

내기 위해 선발한 다섯 명의 환자 안전 스칼라(Patient Safety Scholar) 중 한 사람이 되어 있었다. 그렇게 지난 몇 년간 존스홉킨스에서 연구를 해왔고, 국내외 수십 군데의 병원에 강의와 자문을 하며 환자의 안전을 위해 열심히 달려왔다.

하지만 연구와 프로젝트가 진행될수록, 강의와 자문을 계속할수록 안타까운 마음이 들기 시작했다. 환자들이 자신의 안전을 위해서 반드시 해야만 하는 일을 간과하고 있는 게 아닌가. 아니 '여태껏 누구도 환자들에게 그 방법을 제대로 알려주지 않았구나. 환자와 보호자들이 이해할 수 있도록 설명해준 적이 없구나.' 하는 사실을 깨달았다. 자신과 가족, 그리고 사랑하는 사람들의 '안전'을 위해 환자 스스로가 할 수 있는 역할에 대해 알려주고 싶다는 생각이 들었다. 아무리 자동차에 성능 좋은 안전벨트를 설치해두어도 차를 타는 사람이 안전벨트에 대해 모른다면 쓸모없는 천 조각이 되는 것처럼, 병원에서 마련해둔 안전장치들을 제대로 알지 못하면 아무리 좋은 장치라 해도 전혀 제 역할을 하지 못할 것이기에.

이 책은 이러한 환자의 안전을 위해 병원이 설치해둔 안전장치들, 그중에서도 환자와 가장 가까이에 있는 안전장치들에 대해 말한다. 이 책에서 소개하는 안전장치들과 환자들이 할 수 있는 안전의 법칙들만 알고 실천하면, 환자 혹은 보호자인 당신은 최고 수준의 환자 안전을 보장받을 수 있을 것이다. 환자는 단순히 치료를 받기만 하는 수동적인 존재가 아니라, 의료진과 함께 팀이 되어 정보를 공유하고 치료 과정을 이해하는 적극적인 존재가 되어야 한다.

이 책이 나오기까지 헤아릴 수 없을 만큼 많은 도움과 조언을 주신 국내외의 동료와 선후배 여러분들, 그리고 언제나 내 편이 되어준 가족들에게 무한한 감사를 전하며.

존스홉킨스 병원 정원이 내려다보이는 연구실에서, 정헌재

나와 가족을 지키기 위해
반드시 알고 있어야 할 '환자 수칙'!

얼마 전 모 대학병원 검사 대기실 앞에서 '진료 카드로 환자 본인의 신원을 확인하라'는 문구가 적힌 포스터를 본 적이 있다. 정말 큰 포스터였고 대기실 정중앙에 세워져 있었다. 한참을 지켜보았지만 그 포스터를 제대로 읽거나 보고 가는 사람은 거의 없었다. '그깟 이름 확인이 뭐'라고 생각해서였을 것이다. 병원에서 이렇게 강조하는 데에는 이유가 있을 텐데 우리는 그 이유를 들어본 적이 없다. 이유를 모르니 왜 중요한지 역시 알 길이 없다. 병원에서 겪는 이러한 사소한 일들이 어떻게 우리의, 우리가 사랑하는 가족의 생명과 직결될 수 있는지 예전의 나 역시 전혀 몰랐다.

환자 안전, 왜 우리는 모르고 있었을까?

나는 4년 전 존스홉킨스 병원에서 의료진을 대상으로 한 감염 예방 프로그램에 참여하면서 '환자 안전'에 대해 처음 알게 되었다. 하지만 병원에서 하는 프로그램들은 환자를 위한 것이긴 했지만 환자가 할 수 있는 것들이 아니었다. 이해하기 힘든 용어들, 애당초 실천 불가능한 수칙들. '환자 안전'이라는 것이 병원을 이용하는 사람들에게 얼마나 중요한 것인지 깨달았지만 한편으로는 환자들이 자신의 안전을 위해 할 수 있는 일이 없다는 것이 안타까웠다. '비행기가 이륙하기 전에 스튜어디스에게 안전 수칙을 배우듯이 우리도 병원에서 알아야 할 부분, 할 수 있는 행동들이 분명히 있을 텐데….' 싶었다. 어떻게 스스로는 물론 부모님과 아이들을 안전하게 지킬 수 있을지 알게 되면 좋겠다는 생각이 들었다.

그렇게 공저자와 한 팀을 꾸려 이 책을 시작하게 되었다. 지난 일 년 동안 대한민국의 의사, 간호사, 환자 등 50여 명을 인터뷰하고 국내외 논문과 관련 서적 수백 편, 세계 각국의 환자 안전 프로그램들을 참고하여 대한민국 환자들이 '환자의 안전'을 위해 스스로 할 수 있는 방법들을 찾아내고 개발해냈다. 이 책에 실린 33가지 안전 수칙들은 세계 병원 인증 기관 JCI가 세운 국제환자안전목표(International Patient Safety Goals)를 모두 고려한 환자 수칙들이다. 얼핏 보면 매우 간단하고 쉬워 보이지만, 그 이면에는 세계의 의료진이 모두 따르고 있는 환자 안전의 과학이 숨어 있다. 이 수칙들은 알면 도움이 되는 방법이 아니라 우리가 '반드시 알고 있어야 할' 것들이다.

이 책이 처음 기획될 무렵의 일들이다. 말기 대장암 진단을 받았던 아버지는 책을 준비하는 동안 내게 큰 영감과 동기를 주셨다. 비록 지난달 먼 길을 떠나셨지만, 아버지는 누구보다 적극적이고 주체적인 투병생활을 하셨던 분이기에 아버지가 무척 자랑스럽다. 그 당시 모 대학병원에서 사경을 헤매던 생후 한 달 된 둘째 아이 역시 안전하게 치료를 받고 지금은 건강하게 잘 지내고 있다. 그때 절망적인 마음으로 열심히 보호자 역할을 하던 내게 한 간호사가 "이런 부모님은 처음 보네요. 저희에게 정말 큰 도움을 주고 계세요."라고 한 말을 잊을 수가 없다. 이 순간도 크고 작은 질병으로 고통받고 있을 대한민국의 모든 환자들과, 환자 곁에서 환자만큼이나 정신적, 육체적으로 함께 힘들어하고 있을 환자의 가족들에게 이 책을 바친다. 건강을 회복하는 길에, 이 책이 꼭 보탬이 되리라 믿는다.

피츠버그에서. 윤혜연

추천의 글

의료 안전은
병원과 환자의 합작품이다

대학병원 원장이 암에 걸려 수술을 받기 위해 '자기 병원' 수술대에 누웠다. 이럴 때 의료진은 그를 어떻게 대할까. "원장님, 수술 시작하겠습니다."라고 말하지 않을까. 하지만 그러면 제대로 된 병원이 아니다. 수술 시작 전 간호사가 원장 환자에게 "이름과 생년월일이 어떻게 되세요?" "무슨 수술받는 걸로 알고 있나요?"라고 물어야 한다. 만약 병원장이 "나를 몰라 보나? 빨리 수술 시작하지."라며 절차를 무시하면? 이는 병원이 환자들의 안전을 위해 실행하고 있는 환자 식별 체계를 무시하는 행동이다. 이런 체계가 무너지면 당연히 병원에서 환자 안전 사고가 생길 가능성도 높아진다. 따라서 아무리 병원장이라 해도 병원에 환자로 방문했다면 따라야 할 안전 수칙이 있다.

요즘 전 세계 의료계의 최대 화두는 사고를 줄이는 환자 안전 체계를 세우는 데 있다. 병원에 병 고치러 왔다가 병 걸려서 가는 일은 막아야 하는 법이다. 그런데 우리가 그동안 인식하지 못한 문제가 있다. 환자 안전 시스템에 환자 자신과 그들과 함께 있는 보호자들도 적극적으로 동조하고 참여해야 한다는 것이다. 그 이유는 간단하다. 환자와 보호자도 병원에서 환자 안전을 위해 지켜야 할 것들이 많기 때문이다. 그런 면에서 환자 안전을 다룬 이 책은 기실 환자들을 위한 책이다. 우리나라 병원들의 '환자 안전' 의식 수준과 시스템은 점점 좋아지고 있지만, 때론 환자들이 이를 잘 모르기 때문에 무시하고 어겨서 문제를 일으키기도 한다. 환자와 그 가족도 엄연히 병원 구성원의 일원이다. 환자 안전 시스템을 꼼꼼히 파악하고 적극적으로 참여해야 한다. 비행기를 탈 때 승객들이 보안검색에 협조하듯이 말이다.

그동안 환자 안전에 대해서는 병원의 책임만 강조되어 왔다. 이 때문에 일반인은 환자 안전에 대한 인식이 부족했다. 알고 싶어도 알 수가 없었다. 환자와 가족의 생명이 달린 문제임에도 말이다. 나와 가족을 지키는 것이 우선이다. 병원이 애써 세운 안전 시스템을 환자들이 무너뜨리지 말자! 아마도 이 책을 읽어본 환자들은 다양한 사례를 통해 안전 문제에 크게 공감하게 될 것이다. 병원에 다니는 대한민국 국민이라면 꼭 봐야 할 책. 이 책에 나온 33가지 수칙들만 알면 나와 가족의 안전한 치료를 보장할 수 있다.

기자는 예전에 정헌재 박사가 환자 안전에 대해 열변을 토하는 강의를 접한 적이 있다. 그는 세계 최고의 병원으로 꼽히는 미국 존스홉킨스 병원의 환자 안전 체계를 구축하는 데 기여해왔다. 또한 정 박사 같은 환자 안전 전문가들의 노력으로 세계적 선진 병원에서도 환자 안전에 대한 교육과 동참을 점차 강조하고 있다는 소식이 들려온다.

세계적인 흐름에 발맞춰 국내 의료기관에서도 점차 환자 안전에 대한 교육과 시스템 보완이 강화되고 있다. 의료 안전은 병원과 환자의 합작품이다. 우리나라 병원은 이제 첨단 의료 장비를 동원하고 친절 서비스로 무장했다. 앞으로의 숙제는 환자 안전 구축이다. 그의 열정으로 빚은 이 책이 한국 병원과 우리나라 환자의 안전 시스템을 한 단계 끌어올리길 기대해본다.

조선일보 의학전문기자, 영상의학과 전문의 김철중

Contents

저자의 글 병원의 안전장치, 환자가 모르면 무용지물이다_4

나와 가족을 지키기 위해 반드시 알고 있어야 할 '환자 수칙'!_6

추천의 글 의료 안전은 병원과 환자의 합작품이다_8

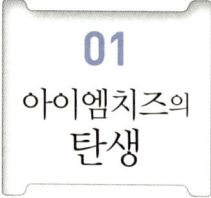

01
아이엠치즈의
탄생

만남_16

세상을 바꾼 아이 조시 킹_20

현대의 병원에는 틈이 있다_27

병원은 치즈를 세운다_33

환자와 보호자가 치즈에 구멍을 뚫는다?_39

환자와 보호자가 직접 치즈를 지킨다_45

환자가 함께하는 환자 안전 아이엠치즈의 탄생_50

02 아이엠치즈 이야기

첫 번째 치즈

다섯 개의 알_5R ➤ 약물 이야기

포스팅1 감기약을 나눠 먹다 목을 뚫은 30대 B씨 이야기_59

포스팅2 약물을 이용하는 4단계_67

포스팅3 그동안 몰랐던 병원의 치즈_69

포스팅4 내가 꼭 지켜야 할 치즈_77

포스팅5 입원한 당신을 위한 아이엠치즈 약물 수칙_81

포스팅6 외래 진료를 받는 당신을 위한 아이엠치즈 약물 수칙_98

📁 요점 정리 다시 보는 약물 안전의 치즈!_113
💬 포스팅 댓글 모음_114

두 번째 치즈

생명을 건 5분 ▶ 진료실 이야기

포스팅1 슬픔으로 가득 찬 B 할머니의 칠순 잔치 이야기_121

포스팅2 아이엠치즈 진료실 전반전(Give) 수칙 진료실엔 족보가 있다_129

포스팅3 아이엠치즈 진료실 전반전(Give) 수칙 똑똑한 대답의 기술_145

포스팅4 아이엠치즈 진료실 후반전(Take) 수칙 준 만큼 받아오자_152

포스팅5 아이엠치즈 진료실 후반전(Take) 수칙 잊지 말아야 할 세 가지_159

📁 요점 정리 다시 보는 진료실 안전의 치즈!_165

💬 포스팅 댓글 모음_166

스페셜 포스팅 100만의 추락 낙상 이야기_170

💬 스페셜 포스팅 댓글 모음_176

세 번째 치즈

1+1 ▶ 수술실, 검사실, 입원실 이야기

포스팅1 "어! 이 다리가 아닌데…." 55세 M씨 이야기_181

포스팅2 병원의 틈 이해하기 핸드오프_185

포스팅3 아이엠치즈 수술실 수칙 당신이 잠들기 전까지_189

스페셜 포스팅 Y의 수술실 치즈 현장 탐방 당신이 잠든 사이_202

포스팅 4 아이엠치즈 검사실 수칙_214

포스팅 5 아이엠치즈 입원실 수칙_222

📁 **요점 정리** 다시 보는 핸드오프 안전의 치즈!_231

💬 포스팅 댓글 모음_232

네 번째 치즈

한 평의 버블 ➤ 감염 이야기

포스팅 1 "며칠 더 입원하면 안 될까요?" 세 살 지훈이 이야기_239

포스팅 2 감염을 막는 병원의 치즈 병원 냄새_247

포스팅 3 감염을 막아낼 궁극의 무기_253

스페셜 포스팅 Y의 현장 탐방 존스홉킨스 병원의 감염 관리 회의에 다녀와서_258

포스팅 4 아이엠치즈 감염 예방 수칙_265

📁 **요점 정리** 다시 보는 감염 예방의 치즈!_277

💬 포스팅 댓글 모음_278

일러두기
이 책에 실린 사례들은 모두 실제 사례를 각색한 것들로, 사례자의 이름은 가명으로 표기하였습니다.

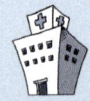

병원에서 우연히 환자 안전 전문가 닥터J를 만나게 된 Y. 평범한 아이 엄마 Y는 닥터J를 통해 '환자 안전'에 대해 알게 되고, '똑똑하고 안전하게 병원을 이용하는 방법'을 사람들과 공유하고자 닥터J와 함께 '아이엠치즈'라는 이름의 웹사이트 공간을 만들기로 한다.

01
아이엠치즈의 탄생

만남

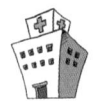 몇 년 전, 전직 기자였던 나는 어려운 건강 교육 정보를 대중들에게 더 쉽게 알려주는 방법을 배우러 미국 존스홉킨스 보건대학원에 진학했다. '졸업하고 나면 꼭 사람들에게 도움이 되는 일을 하리라.'는 큰 꿈을 안고 새로운 환경에서 어려운 공부에 도전하고 있었다. 졸업을 코앞에 둔 어느 날, 한국에서 청천벽력 같은 소식이 날아왔다. 한국에 계신 아버지께서 말기암 진단을 받으셨다는 것이다.

안 좋은 일들은 한꺼번에 몰려온다고 했던가. 아버지의 암 진단 소식에 경황이 없던 그때, 태어난 지 한 달밖에 안 된 둘째 아이도 이유를 알 수 없는 발작을 일으켜 병원에 입원하게 되었다. 병실의 작은

침대에 누워 있는 아이의 모습은 너무나 가여웠다. 목도 가누지 못하는 조그마한 아이의 코엔 산소 튜브가 꽂혀 있었고, 잔 머리카락뿐인 아이의 머리엔 뇌파검사기가 거미줄처럼 친친 감겨 있었으며, 온몸엔 혈관주사 바늘 상처가 가득했다. 약에 취해 며칠째 눈도 제대로 뜨지 못하고 있는 아이를 보며 나는 생각했다. '세상에 사랑하는 가족의 건강보다 중요한 게 있을까? 꿈도 좋지만 가족부터 챙겨야 하는 게 아닐까?'

다행히 곧 완쾌된 둘째가 퇴원하자마자, 나는 몇 년간의 미국 생활을 정리한 후 아이들과 함께 한국행 비행기에 올랐다. 건강한 세상을 만드는 데 한몫하겠다던 거창한 생각은 마음 한구석에 묻어둔 채, 내 머릿속은 암에 걸리신 아버지와 어린 두 아이들을 건강하게 돌봐야 한다는 생각으로 가득 차 있었다.

그 후로 2년, 아버지는 계속된 항암치료에 많이 힘들어 하셨지만 꿋꿋하게 잘 버티고 계셨다. 갓난아이였던 둘째는 어느새 한국 나이로 세 살이 되었다. 그리고 난 가족의 건강이라면 무엇이든 할 수 있는 대한민국의 평범한 아줌마가 되었다. 그러던 어느 날.

'어… 저 사람, 내가 아는 사람인데?'

병원 로비에 걸려 있는 큰 포스터에서 존스홉킨스 대학원에 있을 때 몇 번 만났던 한국인 선배 닥터J의 낯익은 얼굴을 발견했다. 마침 나는 둘째 아이가 폐렴으로 입원해 며칠째 이 대학 병원에서 지내고 있던 참이었다. 쌕쌕 숨을 몰아쉬며 힘들어하는 아이의 모습에 좋아하는 스티커 책이라도 사줄까 싶어 잠시 1층 매점에 내려왔다가 그의 사진이 담긴 포스터를 보게 된 것이다.

환자 안전Patient Safety이라는 생소한 분야를 전공했던 닥터J는 미국인이 아니면서도 이미 존스홉킨스에서 유명인이었다. 홉킨스에서는 세계보건기구WHO가 트레이닝한 전문가로 그에 관한 다큐멘터리를 만들기도 했고, 홈페이지 대문에 그의 사진과 이야기를 싣기도 했다. 정확한 내용은 잘 몰라도 '무언가 중요한 일을 하는구나.'라고 생각했었는데, 이렇게 다시 보게 되니 왠지 반가웠다. 그것도 한국 땅에서!

포스터엔 그가 오늘 저녁 다섯 시부터 병원 직원들에게 무슨 특강을 한다고 적혀 있었다. 시계를 보니 여섯 시 반. 혹시 얼굴이라도 볼 수 있을까 하는 생각에 강의 장소라고 적혀 있는 병원 대강당을 물어 물어 찾아갔다.

굳게 닫힌 문틈 사이로 두런두런 말소리가 새어 나오고 있었다. 차가운 철문에 귀를 가져다 대니 오랜만이지만 익숙한 닥터J의 목소리가 들렸다.

'아직 안 끝났네. 여기서 조금 기다렸다가 인사라도 하고 가야지.'

환자들이 다니지 않는 곳인지라 싸한 정적이 감도는 강당 앞 복도, 늘 시끌벅적한 병원에 이런 곳이 있었나 싶을 정도였다. 그 앞에서 서성이던 나는 문 옆 테이블 위에 적힌 팻말로 눈을 돌렸다.

'환자 안전 특강에 참석하시는 분들은 한 부씩 가져가세요.'

팻말 옆엔 사람들이 가져가고 남은 강의록 몇 부가 놓여 있었다. 환자 안전 특강? 이게 뭘까? 호기심으로 한 부 집어 든 강의록은 제법 두꺼웠다. 휘리릭 넘기며 훑어보니 대부분은 알 수 없는 도표와 설명들이었다. 그중에 눈에 띈 것은 지금 병실에 누워 있는 둘째 아이와 비슷한 또래의 귀여운 미국 여자아이의 사진. 그 아래엔 '세상을 바꾼 아이, 조시 킹[a]'이라는 제목으로 짤막한 이야기가 적혀 있었다.

'무슨 내용이지?'

호기심에 복도의 차가운 벽에 기대어 종이에 적힌 이야기를 읽어 내려가던 나는 그대로 얼어붙고 말았다.

세상을 바꾼 아이
조시 킹

2남 2녀 중 막내였던 조시 킹(Josie King)은 전형적인 미국인 가정에서 태어난 18개월 된 귀여운 여자아이였다. 전직 디자이너인 엄마 소렐은 당분간 육아에 전념하기 위해 일을 그만둔 상태였고, 아빠인 토니는 은행에서 바삐 일하는 듬직한 가장이었다.

지금으로부터 십여 년 전인 2001년 1월의 어느 날.

미국 메릴랜드 주 볼티모어 시 인근의 집에서 저녁 식사 준비에 한창이던 조시의 가족은 갑자기 막내가 보이지 않는다는 것을 알아챘다. 바로 그때 위층 화장실에서 공포에 질린 비명 소리가 들렸다. 화상이었다. 아무도 없는 화장실 욕조에 들어간 어린 조시가 뜨거운 물을 틀어 화상을 입은 것이다. 온몸이 빨갛게 변해버린 조시는 곧 911 구급차에 실려 존스홉킨스 병원으로 후송되었다.

잠시 후 의료진은 이제 응급조치는 끝났고 다행히도 조시가 안정을 되찾았다고 말했다. 최고의 팀이 치료한 덕분인지, 조시는 작은 몸에 큰 화상을 입었음에도 하루가 다르게 좋아졌다. 호흡 튜브도 빼고 화상으로 생긴 상처도 아물기 시작했다. 곧 중환자실에서 일반 병실로 옮겼다. 10일째가 되자 조시는 완전히 깨어났다. 음식도 잘 먹었고 움직임도 많았다. 며칠 내로 퇴원해도 좋다는 허락이 떨어졌다.

그런데 그때부터 조시가 이상한 증세를 보이기 시작했다. 조시는 목이 무척 마른 듯 누군가 지나갈 때마다 물을 달라고 소리를 질렀다. 조시의 엄마는 아이에게 물을 주어도 되느냐고 여러 번 간호사에게 물었다. 하지만 얼음 조각 이외엔 아직 안 된다는 답변만 돌아왔다. 수분 공급을 위해 정맥주사를 꽂으면 안 되겠냐는 요구도 거절당했다. 그날 조시는 목욕을 하면서도 자꾸 젖은 수건을 빨았다. 뿐만 아니라 고열, 설사, 구토 등 감염의 전형적인 증상까지 보였다.

그날 밤 조시의 엄마는 눈에 초점이 없어 보이는 듯한 조시를 보고 간호사에게 아이가 이상하니 좀 봐달라, 의사를 불러달라고 요청했다. 하지만 괜찮다, 병원에 오래 있으면 원래 아이들이 그렇다는 답변만 되돌아왔다.

이튿날 아침, 조시의 상태는 더욱 악화되었고 엄마는 소리를 지르며 도움을 요청했다. 곧 의료진이 도착했다. 조시는 한꺼번에 1리터 가까운 양의 주스를 마신 뒤, 그동안 맞아오던 진통제를 해독하는 약을 맞고 정상으로 되돌아오는 듯싶었다. 상태가 나아지자 의사는 진통제를 더 이상 맞히지 말라는 지시를 내렸다.

잠시 후 조시의 병실에 통증 관리팀 의사들이 들어왔다. 그들은 아이의 상태를 체크한 뒤 아까 주치의가 취소한 진통제를 다시 주되 용량을 반으로 줄이라는 처방을 내렸다. 곧 파견 간호사가 주사기를 들고 방으로 들어왔다.

조시의 엄마가 주치의 선생님이 그 약은 주지 말라고 했다고 의문을 제기했으나 간호사는 지시 사항이 바뀌었다고 말하며 진통제를 맞혔다. 그 순간 아이의 심장이 멈추었다. 응급상황이 발생하고 만 것.

조시는 다시 중환자실로 옮겨졌고 의료진이 조시를 보는 동안 엄마는 한참을 밖에서 기다려야 했다. 다시 조시의 방으로 들어가니 분명 곧 퇴원한다던 아이의 몸에는 수많은 기계가 연결되어 있었고 다리는 시퍼렇게 멍이 들어 있었다. 의사들은 무엇이 잘못됐는지 지금으로선 파악하기 힘들고 검사를 더 해봐야 할 것 같다고 말했다. 얼마 후 조시는 뇌사 진단을 받았고 장기들도 서서히 기능을 잃어갔다.

눈이 내리는 2월의 어느 날, 조시는 엄마와 아빠의 품 안에서 그렇게 영원히 잠이 들었다.

조시의 이야기를 단숨에 읽은 나는 온몸에 소름이 돋았다. 심장도 쿵쿵 뛰고 있었다.

'지금 이게 존스홉킨스 병원에서 일어났던 일이란 거야? 어떻게 세계 최고의 병원에서 이럴 수가 있지? 화상으로 입원한 아이가 멀쩡히 치료를 받다가 갑자기 죽다니, 말도 안 돼. 존스홉킨스에 있는 동안 들어본 적도 없는 일이라구.'

나는 다시 손에 든 종이로 눈을 돌렸다. 예쁜 조시의 얼굴을 바라보니 병실에 있는 둘째 아이가 떠올랐다. 덜컥 겁이 났다.

'우리 아이는 괜찮은 걸까? 둘째에게 이런 일이 생기면 어쩌지? 암 치료 중이신 우리 아버지는?'

바로 그때, 강당 안에서 큰 박수 소리가 났다. 강의가 끝난 모양이었다. 곧 문이 열렸고 사람들이 하나둘 나오기 시작했다. 몇백 명은 족히 되어 보이는 많은 사람들이 빠져나가고 복도가 조용해지자, 땀으로 다 젖어버린 셔츠 차림의 키 큰 남자가 서류 가방과 양복 재킷을 손에 들고 강당에서 걸어 나왔다. 낯익은 얼굴, 닥터J였다. 문 앞에 서 있는 나를 발견한 그는 조금 놀란 듯 눈을 크게 뜨더니, 다시 밝게 웃으며 내게 인사를 건넸다.

"아니 이게 누구야? Y 아니에요? 이게 몇 년 만이죠? 잘 지냈어요?"

"그러게요, 닥터J. 정말 오랜만이에요. 한국엔 언제 오셨어요?"

"아, 실은 한국 병원들에서 강의 요청이 많아 일 년에 서너 번은 들르고 있어요. Y가 한국에 있다는 건 알고 있었는데 연락 한 번 해야지 하면서도 못했네요. 미안. 그런데 병원엔 어쩐 일이에요? 설마 내가 온다는 걸 알고 일부러 찾아온 건 아닐 테고, 어디 아픈 데 있어요?"

병원에서 마주쳤단 사실에 걱정이 되었는지 닥터J는 내 안부를 물었다.

"우리 둘째가 폐렴에 걸려서 입원했어요. 병원 로비에 걸린 포스터 보니까 오늘 강의를 하신다기에 반가워서 인사라도 할까 기다리고 있었어요."

"저런, 너무 걱정은 말아요. 이 병원에 올 때마다 느끼지만, 이곳 의료진들은 정말 열성적인 것 같더라고요. 잘 치료해줄 거예요."

나를 안심시키려는 그의 위로. 하지만 아까 읽은 이야기가 너무나 충격적이었던 나는 다짜고짜 그를 붙잡고 물을 수밖에 없었다.

"닥터J, 실은 기다리다가 무심코 이 강의록을 읽었어요. 이 이야기, 이거 진짜예요? 정말 존스홉킨스 병원에서 이런 일이 있었던 거예요?"

내 손에서 조시의 사진이 실린 강의록을 발견한 닥터J는 곧 차분한 얼굴로 말을 이었다.

"그래요. 그 얘기는 실화예요. 내가 하는 일은 병원에서 그런 일이 생기지 않도록 막는 일이고요. 그러고보니 Y에게 내가 정확히 어떤 일을 하는지 말해준 적이 없는 것 같군요. 여기 이렇게 서서 할 얘기는 아니고, 오랜만에 만났는데 커피나 한잔할까요? 병원 1층에 카페가 있는 것 같던데요."

 곧 우리는 엘리베이터를 타고 내려와 병원 로비에 있는 카페 창가에 자리를 잡았다. 흰 가운의 의사와 간호사 몇몇이 닥터J를 발견하고 "강의 잘 들었습니다."라며 인사를 건네고 갔다. 자리에 앉은 나는 그에게 숨 돌릴 여유도 주지 않은 채, 궁금한 것들을 쏟아내기 시작했다.

 "닥터J, 조시 같은 경우가 자주 있나요? 아이도 입원해 있고 사실 우리 아버지도 편찮으셔서, 너무 신경이 쓰이네요. 도대체 환자 안전이 뭐죠? 환자로 병원을 이용하면서도 환자 안전이란 말은 별로 들어본 적이 없는 것 같아요. 이렇게 현대 의학이 발달했는데 왜 이런 일들이 일어나는 거죠? 게다가 병원에 병 고치러 갔다가 이런 일을 겪다니, 뭐가 문제인 거죠?"

 "사실 십여 년 전까지만 해도 이런 일들은 무조건 부주의한 의사, 간호사가 저지른 어처구니없는 실수라고만 생각했었어요. 그러다보니 의료인들에게 제대로 일하라고 다그치거나 교육을 하는 것이 그 대책이었죠. 심한 경우엔 법률적으로 소송을 걸기도 했고요. 그런데 아무리 의료인 개개인이 주의를 하고 정신을 바짝 차리고 일을 해도 큰 효과가 없었던 거예요. 이상하잖아요? 그래서 많은 사례들을 자세히 들여다봤더니 Y가 말한, 바로 그 '의학의 발달'이란 것이 중요한 이유더라는 겁니다."

이해할 수 없는 말을 던진 그는 테이블 위에 있던 냅킨에 그림을 하나 그리기 시작했다.

현대의 병원에는
틈이 있다

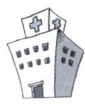"쉽게 설명하면 이 그림과 같아요."
그림을 다 그린 닥터J가 말했다.
"예전에는 의사 한 사람이 거의 모든 영역의 치료를 다 했어요. 드라마 〈허준〉 봤죠? 허준은 부러진 뼈도 맞추고, 폐렴도 고치고, 심지어 약초도 직접 구해오잖아요. 하지만 지금의 병원은 전혀 다르죠. 의학적 지식과 기술은 상상할 수 없을 정도로 발전하고 있고, 그만큼 의료인의 역할도 전문적으로 변했어요. 수십 개의 진료과, 그보다 훨씬 많은 세부 진료과들이 생겨난 것은 물론이고 한 분야 안에서도 여러 명의 의료인이 필요해졌죠.
예를 들면 내과 안에도 소화기 내과, 호흡기 내과, 심장 내과 등이 있

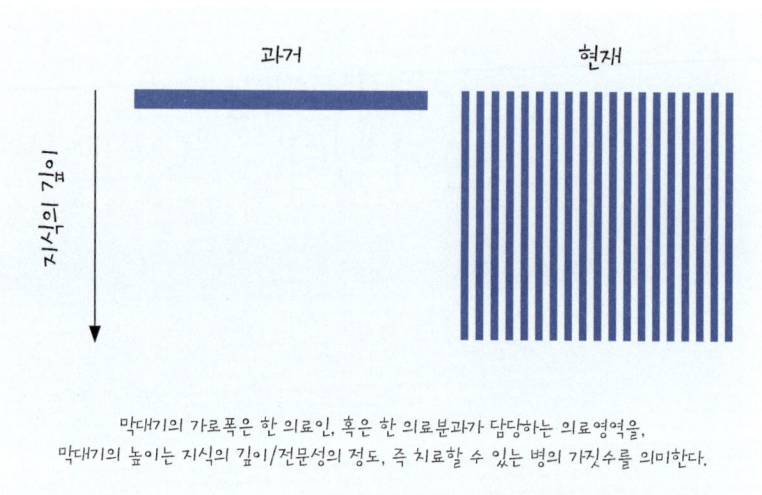

막대기의 가로폭은 한 의료인, 혹은 한 의료분과가 담당하는 의료영역을,
막대기의 높이는 지식의 깊이/전문성의 정도, 즉 치료할 수 있는 병의 가짓수를 의미한다.

고, 검사를 하나 받더라도 방사선사와 방사선전문의 및 기타 인력들이 함께 일합니다. 이런 전문화 덕분에 예전에는 "걸리면 무조건 죽는구나."라고 생각하던 병들도 이젠 치료할 수 있게 되었고요.

그런데 그 대신, 이 그림에서처럼 의료인, 의료 분야 사이에 틈이 생기게 된 겁니다.

아까 조시의 예를 볼까요? 이야기 속에 등장했던 많은 간호사, 의사들은 모두 세계 최고라는 존스홉킨스 병원의 전문가들이에요. 누구도 태만하지 않고 최선을 다해 치료했죠. 그런데 왜 이런 일이 벌어진 걸까요? 조시의 화상과 통증을 치료하는 데 수십 명의 의료인과 의료 분과가 참여하게 됐고, 그 과정에서 틈이 생겨버린 겁니다. 감염에 탈

수 증세까지 있다는 정보가 제대로 잡히지 않은 것이죠. 만약 허준 선생처럼 한 명의 의사가 조시를 처음부터 끝까지 치료했다면 이런 틈으로 인한 문제는 생기지 않았을 수도 있어요. 대신 화상에 대한 치료가 완벽하지 못했거나 통증전문팀이 없으니 더 아팠을지도 모르지요. 이게 딜레마였어요. 왜냐하면 틈의 문제는 의료인 각각이 얼마나 주의를 기울이고 열심히 일하느냐의 차원에서 해결되지 않는 문제였거든요."

숨죽이고 듣던 나는 생각에 빠졌다. 맞는 말이다. 분명 의학의 발달이 수많은 사람들을 살려내고 있다. 2년 전 발작으로 사경을 헤매던 아이를 고친 것도 바로 그 첨단 의학이었으니까. 하지만 당장 입원해 있는 내 아이, 투병 중이신 우리 아버지는 안전할까 하는 걱정은 쉽게 사그라지지 않았다.

"그래서 어떻게 되었나요? 병원에서 그런 틈들을 찾아 메우기 시작한 건가요?"

그는 고개를 끄덕이며 설명을 계속 해나갔다.

"아까도 얘기했지만 20세기까지 의료계는 의료의 기술적 발전에만 온 힘을 기울여왔어요. 질병의 새로운 치료법을 연구하고 개발하는 것만도 벅찼기 때문이죠. 그때까지는 이런 환자 안전의 문제도 확실히 알지 못했던 게 사실이고요. 그러다가 21세기가 시작되던 무렵 미국에서 매년 최대 9만 8천 명의 환자가 환자 안전 문제로 병원 안에서 사망할 수 있다는 보고서가 발표되었어요."[1]

매년 9만 8천 명? 그렇게 많은 사람들이 질병이 아닌 안전 사고로 사망한다고? 머리의 온 신경이 삐쭉 서는 듯했다. 내 기억에 의하면 미국 내 암 1위인 폐암으로 사망하는 사람이 일 년에 남녀 각 7,8만 명 정도인데, 그보다 큰 숫자였다. 미국의 인구가 우리나라의 여섯 배쯤 된다고는 하지만… 그럼 가끔씩 뉴스에서 접하던 사고 소식은 그야말로 빙산의 일각이었단 걸까?

나의 복잡한 생각이 꼬리에 꼬리를 무는 사이, 닥터J가 말을 이어갔다.

"숫자의 정확도에 대해서는 논란이 많았지만 미국 의료계가 충격에 빠졌던 것만은 분명해요. 미국 국민들이 받은 충격은 말할 것도 없고요. 하지만 미국 정부와 의료계가 매우 잘 대처했다고 평가받는 부분은 당시 그 숫자의 정확도에 대한 소모적 논란에 시간을 허비하기보단 그 숫자를 0으로 만들기 위해, 즉 안전한 병원을 만들기 위한 연구에 대대적인 투자를 했다는 것입니다. 세계보건기구를 선두로 이런 문제에 국제적 투자가 시작된 것도 바로 그때예요. 2000년대 초반의 이야기이니 의학의 역사에 비추어 보면 사실은 굉장히 최근의 일

---

[1] 1999년 미국 의학계에서 가장 권위 있는 기관인 IOM(Institute of Medicine)에서 "To Err is Human"이라는 환자 안전에 대한 보고서가 발간되었다. 의학의 발달만큼이나 환자 안전의 문제가 중요하며 미국에서만 이전까지 매년 최대 98,000명이 환자 안전 문제로 병원 안에서 사망해왔을지도 모른다고 발표했다.

인 셈이죠.

그리고 그즈음 존스홉킨스 병원에선 '조시 킹 사건'이 있었어요. Y가 놀란 것만큼 조시의 죽음은 존스홉킨스 전체를 뒤흔들어 놓았죠. 최고의 병원이라 자부하던 존스홉킨스 병원에서 제 3세계 국가에서나 일어날 법한 '탈수증'으로 아이를 사망하게 했다는 사실에, 병원 사람들은 환자 안전에 대한 자각의 목소리를 높였으니까요. 그 후로 병원 모든 시스템의 중앙엔 환자 안전이 최우선으로 놓이고, 엄청난 노력을 기울이기 시작했어요.[2] 그리고 존스홉킨스 병원에서 시작된 변화는 지금까지 미국 전역은 물론 세계적으로도 큰 변화를 이끌어오고 있어요. 한마디로 작은 아이의 죽음이 환자 안전에 대한 중요성을 더 가까이에서 느끼게 하고, 더 절실히 사람들을 움직이게 한 계기가 된 거죠.

그때부터 10여 년간 '어떻게 하면 환자를 안전하게 치료할 수 있는가'에 대한 연구, 즉 틈을 막을 수 있는 방법이 본격적으로 연구되었고, 과학적으로 검증된 방법들이 제시되기 시작했어요. 한국의 병원들도 그 방법들을 도입하는 데 최선을 다하고 있지요. 알다시피 우리나라 사람들이 엄청 빠르잖아요. 지난 몇 년 사이 우리나라 병원들 또

---

[2] 존스홉킨스 병원에서는 회의를 할 때 환자 안전과 관련된 안건을 모두 다룬 후에야 다른 주제에 대한 회의를 진행한다. 환자 안전을 가장 중요하게 생각한다는 상징적 표현인 것이다. 병원 간부들의 보너스의 일부도 환자 안전과 관련된 활동 내용에 따라 지급하는 등 다양한 방법을 통해 안전을 향상시키려 노력하고 있다.

한 눈부신 발전을 이루어냈습니다."

 의료의 전문화로 생겨난 틈. 그리고 그것을 막기 위한 전문 분야가 존재한다고? 조금은 안심이 되었지만 여전히 나는 궁금했고, 차분히 질문을 던졌다.

 "그래서 어떻게 병원을 안전하게 만든다는 건가요? 저도 알고 싶어요."

병원은
치즈를 세운다

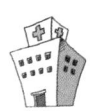"의료의 전문 분야가 다양해질수록 틈의 종류도 다양해져요. 그만큼 구체적인 해결책도 모두 다르죠. 지금 일일이 다 설명해줄 순 없지만 안전을 위한 기본 원리는 아주 간단합니다. 내 얘기를 잘 들어봐요.

의료가 전문화되다 보니 환자는 병원에서 여러 명, 여러 단계를 거쳐 치료받게 된다고 했죠. 이를 뒤집어 생각해보면, 위험요소를 잡아낼 수 있는 기회도 여러 번 있다는 거예요.

쉬운 예를 들어볼게요. 아프리카 오지 마을에 한 명의 의사가 일하고 있어요. 환자들은 몰려드는데 진찰부터 약을 먹이는 일까지 모두 다 해야 하죠. 장비도 인력도 없는 이 상황에선, 전문화에 따른 틈 같은 건 없어요. 어차피 혼자 다 해야 하니까. 그런데 만약 이곳에서 두 환자에게 줄 약이 서로 바뀌었다면 어떨까요? 아마 그 바뀐 약은 그대로 환자에게 전해질 것이고, 환자는 최악의 경우 사망할 수도 있겠지요. 하지만 우리가 이용하는 전문화된 병원에선 약 하나가 환자에게 전달되기까지 여러 명이 관여해요. 처방, 조제, 투약, 관찰 등 여러 단계가 존재하고, 이를 각각의 전문가가 담당하죠. 여러 단계의 의료인이 약이 제대로 가고 있는지를 점검해주는 방어벽으로 작용할 수 있다는 말이에요.

정리하면 이거예요. 의료의 전문화 덕분에 우리는 질병의 공포에서 벗어날 수 있었어요. 하지만 그 전문화의 반대급부로 병원엔 틈이 존재하게 되었죠. 그리고 그 틈이 바로 위험요소가 생기는 주된 이유이고요. 여기까지는 어쩔 수 없는 부분이에요. 하지만 방어벽을 설치해 그렇게 발생한 위험요소가 환자에게 도달하기 전에 잡아내면 되는 거예요. 자, 이제 방어벽이 어떻게 설치되는지 보여줄게요."

닥터J는 다른 냅킨을 한 장 집어 재미있는 그림을 그리기 시작했다.

"위험요소를 뜻하는 화살표가 환자에게 가기 전에 이렇게 방어벽을 쌓아 막아버리는 겁니다. 환자 안전 분야에서는 이런 방어벽을 슬라이스 치즈에 비유해요. 그리고 내가 하는 일은 바로 병원의 의료 과정들에 많은 치즈를 설치하는 거예요. 그것도 겹겹이!"

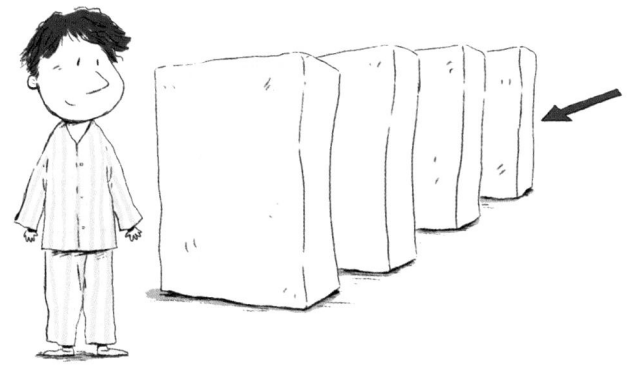

"치즈를 겹겹이 쌓으면 병원은 모두 안전해지나요? 환자와 보호자는 아무 걱정할 필요가 없고요? 우리나라 병원도 마찬가지고요?"

닥터J는 남아 있는 커피를 들이킨 뒤 살짝 미소를 지으며 말을 이었다.

"사실 얼마 전에 내가 수술을 받았는데, 어디서 받았을 것 같아요? 존스홉킨스 병원에서 받을까 잠시 고민했지만, 귀국했을 때 우리나라 병원에서 받았어요. 난 우리나라 의료의 안전이 다른 어느 나라에 비해서도 뒤지지 않는다고 봅니다. 수술을 잘하는 것 같은, 흔히 말하는 의료의 질은 말할 나위도 없고요."

"얘기를 듣다보니 갑자기 드는 생각인데요. 병원이 그렇게 안전해졌다면 아직도 병원에서 환자가 잘못되었다는 소식들이 종종 뉴스에 나오는 이유는 뭘까요?"

"정말 좋은 질문이에요. 병원이라는 곳은 똑같은 제품을 생산하는 공장과는 전혀 다른 곳이거든요. 많은 환자들의 다양한 상황들이 시시각각으로 변하기 때문에 돌발 상황이 생길 수밖에 없죠.

예를 들어, 병원 응급실에 심장마비 증세로 실려온 환자가 숨이 넘어가기 일보 직전이라고 해봐요. 당연히 응급실의 의료진과 장비는 그 환자에게 집중되겠죠? 의학 드라마에서 흔히 보는 장면처럼 말예요. 그런데 그 드라마가 놓치는 부분은 바로 심장마비 환자의 옆 침대에 있는 환자예요. 그 순간 옆 침대의 환자에겐 상대적으로 의료 자원이 덜 갈 테니까요. 다시 말하면 그 옆 환자를 위해 세워져 있던 치즈들에 구멍이 뚫리게 되는 것이죠.

치즈 종류 중에 스위스치즈라고 구멍이 많이 뚫려 있는 것이 있죠? 방어벽에 헛점이 생긴 모습이 구멍 뚫린 스위스치즈와 닮았다고 해서 환자 안전 학자들은 이를 '스위스치즈 모델'이라고 불러요.[b] 치즈 방어벽이 아예 없던 예전과 비교하면 훨씬 더 안전해졌지만 아까 설명한 응급실 상황처럼 여전히 구멍은 날 수 있어요. 그래서 병원에선 행여 하나의 치즈에 구멍이 나더라도 다른 치즈가 잡아줄 수 있도록 계속 더 많은 치즈를 세우려고 하는 거예요.

안전은 이런 겁니다. 눈 오는 날 자동차를 언덕에 세워두면서 사이드 브레이크도 걸고, 핸들을 돌려 바퀴도 벽쪽으로 돌려놓고, 그것도 모자라 차바퀴 앞쪽에 단단한 돌을 괴어두어 차가 뒤로 밀리지 않게 해놓지 않습니까. 한 가지만 해도 차가 밀리지 않을 수도 있겠지만 이렇게 치즈를 여러 장 겹쳐놓음으로써 만일의 사태에 대비하는 거죠. 병원도 마찬가지고요."

"닥터J, 병원들이 많은 노력을 해왔고, 그래서 안전해졌다는 건 알겠어요. 구체적으로 치즈는 어떻게 세우는지, 어떤 일들을 해왔는지 궁금하긴 하지만, 듣다 보니 더 궁금한 게 생겼어요. 병원들이 하는 일 말고, 환자들이 할 수 있는 일은 없나요? 내 몸, 내 가족의 몸을 치료받는 것인데 당장 우리가 할 수 있는 일도 있지 않겠어요?"

닥터J는 나를 가만히 쳐다보더니 빙그레 웃었다.

"지금 정말 중요한 얘기를 해줬어요. 요즘 환자 안전 분야에서 환자와 가족의 역할이 점점 강조되고 있어요.[3] 지금까지 안전 문제는 병원이 알아서 할 일이라고 생각해왔던 게 사실이에요. 환자들은 당연히 그렇게 생각했고, 의료인도 마찬가지였어요. 그래서 환자 안전을 위해 병원에선 의료인, 그리고 치료 과정에 치즈를 세우는 데만 주력했던 겁니다. 그런데 그렇게 치즈들이 자리를 잡아가기 시작하니까

---

[3] 세계보건기구가 내세운 21세기 의료의 키워드 중 하나가 바로 환자 참여(Patient Participation)이다. 이제는 환자가 치료를 받으며 누워만 있는 수동적인 존재가 아니라, 의료진과 함께 팀이 되어 정보를 공유하고 치료 과정을 이해하는 적극적인 존재가 되어야 한다는 것이다. 존스홉킨스 병원에서도 이 점을 매우 강조하기 시작했다. 실제로 존스홉킨스 병원 중환자실 중 한 곳은 회진 시간에 환자 가족을 참여시켜 치료의 과정을 직접 볼 수 있도록 하기도 하고, 환자 대표(Patient Representative)라는 직책도 있다. 그만큼 양질의 치료를 위해서는 환자와 보호자의 참여가 매우 중요하다는 뜻이다.

새로운 상황이 보이기 시작했죠. 믿기 어렵겠지만, 애써 세운 치즈에 환자와 가족이 구멍을 뚫어버리는 일이 있더라는 거예요. 이걸 한 번 봐요."

닥터J는 가방에서 노트북 컴퓨터를 꺼내 뚜껑을 열더니 문서 한 장을 띄워 내 쪽으로 돌려주었다. 거기엔 짤막한 또 다른 이야기 한 편이 적혀 있었다.

환자와 보호자가 치즈에 구멍을 뚫는다?

60대 중반의 김은수 씨는 40여 년 가까이 공무원 생활을 하다가 몇 해 전 퇴직했다. 같은 직장에서 만난 아내와의 사이엔 아들이 한 명 있었고, 그 아들도 지난 해 결혼해 요즘은 손녀의 재롱 보는 재미로 살고 있었다. 얼마 전 은수 씨는 후두암 진단을 받고 한 대학 병원에서 수술을 받았다.

다행히 수술 자체는 잘 끝났지만 병실에 옮겨진 그는 숨쉬기를 힘들어하며 심하게 몸을 뒤척였고, 곧 중환자실로 옮겨졌다. 담당 의사는 약간의 진정제를 투여하고 산소를 공급하면서 은수 씨의 팔을 침대 난간에 묶어두었다. 몸을 뒤척이다가 침대에서 떨어질 수도 있고, 링겔이나 소변줄을 건드릴 수도 있기 때문에 취하는 표준적 절차였다.

숨쉬기가 곤란한 이유를 찾던 담당 의사는 환자의 목이 앞으로 굽어 있을 때 증상이 심해지는 것을 발견했다. 그리고 이를 해결하기 위해 베개를 머리가 아닌 어깨 아래에 놓아 머리가 살짝 뒤로 젖혀지도록 환자의 자세를 잡아주었다. 환자의 호흡은 곧 나아졌다.

담당 간호사에게 환자의 목 각도를 어떻게 유지해야 할지에 대해 설명해 준 후, 중환자실을 나가려던 담당 의사는 아무래도 불안한 마음이 들어 담당 간호사에게 다시 한 번 강조하고 다른 간호사들에게도 알릴 것을 당부했다. 병원의 환자 안전을 맡고 있던 그는 틈이 생길 수 있음을 누구보다도 잘 알고 있었다. 그런 터라 마음이 놓이지 않았는지 A4용지에 매직펜으로 큼지막하게 '환자의 머리가 앞으로 숙여지지 않도록 할 것, 살짝 위로 젖혀져 있는 자세를 유지할 것'이라고 적어 환자 머리맡 잘 보이는 벽에 붙이도록 지시했다.

중환자실을 나오는데 걱정스레 기다리고 있던 환자의 며느리가 담당 의사의 눈에 띄였다. 처음 진단을 받을 때부터 수술까지 쭉 은수 씨를 담당했기에 가족들과도 안면이 있던 의사는 환자의 상태에 대해 설명해주고 숨을 잘 쉬지 못한 이유가 목의 각도였다는 말을 전했다. 환자 상태가 호전되었다는 말에 며느리는 감사하다며 인사를 했고, 담당 의사도 조금은 가벼워진 마음으로 병동의 환자들을 돌보기 위해 자리를 떴다.

몇 시간 후. 의사의 호출기가 울어대기 시작했다. 은수 씨의 심장이 멎었다는 것이었다. 의사는 중환자실로 달려갔고, 먼저 도착해 있던 다른 의사들과 함께 심폐소생술을 시행했다. 하지만 심장박동은 돌아오지 않았다. 은수 씨는 결국 사망하고 말았다.

중환자실에서 나오니 걱정이 가득한 눈빛으로 기다리고 있던 환자 가족들의 모습이 보였다.

"최선을 다했지만 결국 돌아가셨습니다."

중환자실 앞 복도는 울음바다로 변했고, 무슨 일이 벌어졌는지 이해하지 못한 어린 손녀만 멍하니 가족들을 바라보고 있을 뿐이었다. 의사로서 가장 힘든 때가 바로 지금이리라. 마음이 아팠지만 어쩔 수 없는 일이었다. 다시 중환자실로 돌아와 환자의 사망진단서와 의료기록을 작성하고 있던 그에게 환자의 담당 간호사가 다가왔다. 무슨 일인지 그녀는 안절부절못하며 말을 꺼냈다.

"선생님, 아까 심장이 멎었다고 경보가 울길래 제가 달려가봤더니, 환자 어깨 대신 머리에 베개가 받쳐져 있더라고요. 환자 손도 묶여 있었고 진정제도 놔드렸으니 환자가 직접 그럴 수가 없는데. 제가 다른 간호사들에게도 환자 목 각도에 대해 일일이 다 얘기해두었었거든요. 어떻게 된 걸까요……."

담당 의사는 당황할 수밖에 없었다. 두 번이나 직접 얘기했고, 커다랗게 쓴 주의사항을 환자 머리 위에 붙여두기도 했는데 도대체 어찌된 일인지 알 수가 없었다. 차트 정리를 마치고 무거운 마음으로 중환자실을 나선 담당 의사의 눈에 이제는 미망인이 되어버린 은수 씨의 아내가 보였다. 울다가 지쳤는지 기력이 다해 보였다. 수술하러 갈 때도 남편 잘 부탁한다며 몇 번이나 인사를 하던 그녀. 담당 의사는 그녀에게 다가갔다.

"어려운 수술도 잘 이겨내셨는데… 아무래도 합병증이 있었던 모양입니다. 정말 유감입니다."

그는 위로의 말을 건넸다. 그녀는 초점을 잃은 눈빛으로 읊조렸다.

"암이라고 하기에 큰 기대는 안 했지만, 그래도 수술받고 조금 나아지면 같이 여행이라도 한번 가려고 했었어요. 그 사람 불쌍해서 어떡해요."

그는 아무 말도 할 수 없었다. 아픈 사람 치료한다는 게 좋아 보여서 의사가 되었건만, 이렇게 겪게 되는 환자들의 죽음 앞에선 달리 할 수 있는 말이 없었다. 그저 미망인의 손을 잡아줄 뿐이었다. 마음을 추스렸는지 그녀는 말을 꺼냈다. 약간의 원망이 느껴졌다.

"그 사람 가기 전에 좀 잘 해주지 그랬어요. 갈 때라도 편하게 가게 해주지."

무슨 얘길까 싶었지만 잠자코 듣기만 했다. 환자의 상태가 안 좋아지면 가족들이 병원 원망하는 건 자주 있는 일이었다. 그렇게라도 마음이 좀 나아질 수 있으면 하는 바람. 가족 잃은 슬픔이 얼마나 크겠는가. 그녀는 얘기를 계속했다.

"아까 면회시간에 들어가보니까 팔다리가 묶여 있더라고요. 근데 잠들어 있는 환자라고 베개를 그렇게 두면 어떻게 해요. 얼마나 불편했을까. 내가 머리에 제대로 받쳐주고 나왔지. 불쌍한 사람 같으니라고."

의사는 소스라치게 놀랐다. 하지만 아무 말도 하지 않고 그녀의 손만 꼭 잡아주었다. 아니, 결코 말할 수 없었다. 당신이 40년간 함께 살아온 이가 어쩌면 당신 때문에 오늘 숨을 거두었을지도 모른다는 얘기를…….

나는 일그러진 표정을 숨기지 못한 채 닥터J를 쳐다봤다. 몇 분 전 조시의 이야기를 읽으며 느낀 것보다 더 큰 충격이었다. 마치 마음에 구멍이 난 것 같아 어떤 말도 할 수 없었다. 그가 설명을 계속했다.

"이 경우는 환자의 보호자가 본인도 전혀 모르는 사이에 치즈에 구멍을 뚫어버린 전형적인 사례예요. 하지만 보호자의 잘못이라고 할 수는 없죠. 몰랐으니까요. 환자 안전 문제에 대해 환자와 보호자가 알아야 하는 이유가 바로 이겁니다. 병원에서 벌어지는 모든 일엔 치즈가 들어 있다고 보면 돼요. 하찮아 보이는 것들도 치즈 역할을 하거나 적어도 안전에 해가 되지 않도록 구성되어 있죠.

예를 하나 들어볼까요? 어떤 병원에서는 보호자 없는 노인 환자가 혼자 입원해 있을 때 이동식 변기 같은 생필품을 의도적으로 환자 눈에 보이지 않는 곳에 둡니다. 어떤 어르신들은 용변을 보는 것처럼 별 것 아닌 일들 때문에 간호사를 호출하는 걸 미안해하거든요. 하지만 필요한 물건이 침대 근처에 있으면 그분들이 혼자 그걸 집으려고 움직이다가 침대에서 떨어지거나 넘어집니다. 이걸 바로 낙상Fall이라고 하죠. 그래서 어떤 병원에서는 이런 물건들을 아예 눈에 띄지 않게 해서 필요한 게 있으면 무조건 간호사를 부르게 하기도 해요. 간호사가 와서 부축한 상태로 이동하는 게 훨씬 안전하니까요. 이런 방법 또한 그동안 환자가 넘어지는 다양한 낙상 사례들을 분석해서 치즈를 세운 것이죠. 그런데 어떤 노인 환자의 친척이 문병을 와서 '이동식 변기는 침대 근처에 놔두면 편하겠구나.'라는 생각을 하고 침대 옆으로 옮겨 놓습니다. 나중에 이 환자는 혼자 몸을 움직이다 크게 넘어지셨어요.

병원이 어떤 치즈를 설치해뒀는지 환자가 다 알아야 할 필요는 물론 없어요. 하지만 환자나 보호자가 치즈에 구멍을 뚫어버릴 수 있는 것들에서만큼은 알고 있어야겠죠. 병원이 열심히 세워둔 치즈가 무너지는 게 안타깝다기보다는 환자 스스로의 안전을 위해서 말이에요."

"그렇군요. 이런 관점으로는 전혀 생각해본 적이 없었어요. 아까 읽은 아저씨 아주머니 이야기가 만약 주변에서 벌어진다고 생각하면 정말 아찔하네요. 마음이 좋지 않아요."

나는 다시 침묵에 빠졌고, 잠시 기다리던 그가 입을 열었다.

"맞아요, 나도 마찬가지예요. 조시나 할아버님 일들도 너무 마음이 아프죠. 그렇기 때문에 나는 더 열심히 일할 수밖에 없어요. 근데 말이에요. 환자와 보호자들이 치즈를 이해하면 구멍을 뚫지 않도록 하는 것에 그치지 않고 그보다 훨씬 더 큰일을 할 수 있어요. 바로 환자와 보호자 또한 직접 치즈를 지킬 수 있다는 겁니다!"

환자와 보호자가
직접 치즈를 지킨다

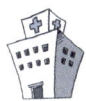 갑자기 눈이 번쩍 뜨이는 듯했다.
"환자와 보호자는 의료인이 결코 갖지 못한 능력을 가지고 있어요. 바로 어떤 상황에서도 환자는 본인 스스로, 보호자는 자기가 돌보는 환자 한 명에게만 집중할 수 있다는 겁니다. 여러 명의 의료인이 환자를 치료하는 데서 오는 틈, 의료인 개개인이 하루에 수십, 수백 명의 환자를 치료해야 하는 데서 오는 틈, 그리고 많은 응급 상황을 포함한 다양한 환자의 상태에서 오는 틈 속에서도 환자와 보호자는 그 자리에서 한 명의 환자, 즉 본인에게 집중할 수 있는 유일무이한 존재죠. 그래서 환자와 보호자는 병원에서 가장 강력한 치즈가 될 수 있어요."

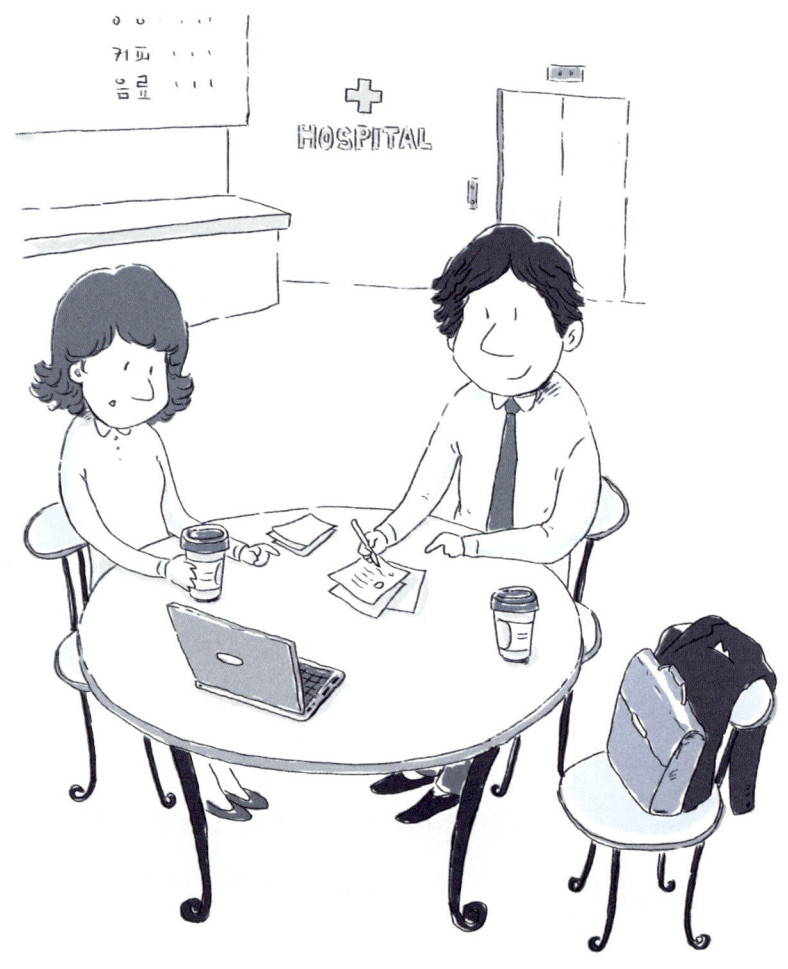

순간 멍해졌다. 환자의 치즈. 그래, 바로 그거야. 그러고 보면 난 지금까지 내가 아플 때나 아이들이 아플 때, 부모님이 편찮으실 때 어떻게 했지? 열심히 병원을 알아보고 질병에 관해 찾아보면서도 정작 병원에 가면 그때부턴 어련히 다 알아서 고쳐줄 거라고 생각하지는 않았던가? 솔직히는 내가 무얼 할 수 있는지, 무얼 알아야 하는지도 모르지 않았던가? 아니, 무얼 어떻게 해야 한다고 알려주는 사람도 아무도 없었잖아? 내가 직접 치즈를 완벽하게 지킬 수 있다면 어떨까. 나도 모르게 치즈에 구멍을 뚫는 존재가 아니라, 나와 내 가족을 지키는 적극적인 환자와 보호자가 될 수 있다면? 내가 직접 내 아이, 내 부모를 지킬 수 있다면? 생각만으로도 알고 싶은 의지가 솟구치는 듯했다.

"어떻게 하면 그 치즈를 지킬 수 있을지 구체적으로 알고 싶은데요. 지금 바로요. 이렇게 궁금하게 만들어놓고 그냥 가버릴 건 아니죠?"

나의 다그침에 닥터J는 시계를 한 번 확인하더니 웃으며 말했다.

"솔직히 Y가 이렇게 적극적이니 나도 더 힘이 나는데요? 우선은 병원이 세운 치즈를 믿고, 이해하는 게 중요해요. 그 존재부터 알아야 병원의 치즈 규칙을 어기지 않고, 자신 또한 치즈 역할을 할 수 있을 테니까요. 그렇게 환자의 역할을 알고 실천한다면 누구보다 안전하게 병원을 이용할 수 있을 거예요. 물론 병원의 복잡한 구조를 다 알 필요는 없어요. 환자와 관련된 부분만 이해하면 됩니다.

그럼 앞으로 조시의 안타까운 이야기를 들으며 두려워하지 않아도 될 거라고 믿어요! 미국으로 돌아가는 비행기 시간에 맞추려면 약간 빠듯하긴 하지만 지금부터 두 시간 정도는 더 낼 수 있을 것 같네요. 그 두 시간이면 Y는 훌륭하게 치즈를 지킬 수 있을 거예요. 자, 준비 됐죠?"

나는 이미 내가 무언가 할 수 있는 일이 있다는 희망에 들떠 있었다. 그렇게 두 시간. 닥터J는 열성적으로 병원에서 생기는 틈들과 그걸 막기 위해 병원이 하는 일들, 그리고 환자와 보호자가 할 수 있는 일들에 대해 설명했다.

틈의 예로 들어주는 사례들이 종종 무섭게 들리기도 했지만 그런 사고들에 대비해 병원이 세운 치즈에 대한 설명, 그리고 구체적인 치즈의 역할을 듣자 그런 무서움은 내가 막을 수 있다는 자신감으로 바뀌었다. 설명을 듣다보니 내가 직접 병원을 이용하며 겪은 경험들이 떠올라 환자가 세울 수 있는 치즈에 대해 이런저런 제안도 할 수 있었다. 닥터J는 그때마다 정말 좋은 생각이라고 기뻐했고, 환자 안전에 대해 모든 환자와 보호자들이 잘 알게 된다면 누구나 훌륭한 치즈가 될 수 있을 거라는 말을 덧붙였다.

설명을 모두 마친 그는 새 냅킨 한 장에 마지막으로 무언가 열심히 적더니 내게 건네주었다.

"자, 나 이제 공항으로 가야 해요. 지금까지 두 시간 동안 들은 것들, 대화한 내용들 모두 이 냅킨에 적힌 것들을 보면 다 생생하게 기억날 겁니다. 앞으로 Y가 아파서든 가족들이 아파서든지 병원을 이용할 일이 있을 땐 이것들을 항상 지키도록 해요. 그리고 안심해요. 이걸 기억하고 실행하는 이상 Y는 세상에서 제일로 단단한 치즈를 갖게 되는 거니까요. 앞으로 최고로 똑똑하고 안전한 환자, 그리고 보호자가 될 수 있을 거예요. 다음에 봅시다!"

그렇게 그는 바삐 병원 밖으로 나가 택시를 잡아타고 사라졌다. 회전문 너머로 보이는 바깥 세상은 이미 어두워져 있었다.

환자가 함께하는 환자 안전
아이엠치즈의 탄생

 '아, 내가 너무 오래 병실을 비웠네.'

빠른 걸음으로 로비를 가로질러 엘리베이터에 올라탔다. 문이 닫힌 뒤 주머니에 넣어두었던 닥터J가 준 냅킨을 펼쳐 보았다. 볼펜으로 꼭꼭 눌러쓴 그의 글씨들이 눈에 들어왔다.

냅킨에는 암호처럼 보이는 네 가지의 원칙이 쓰여 있었다. 얼핏 보기엔 알쏭달쏭한 말들이었지만 하나하나 아까 닥터J가 설명해준 내용을 완벽하게 함축하고 있었다. 이 네 개의 원칙. 이것들이면 나도 치즈를 단단하게 지킬 수 있다는 거지? 그래, 내 가족은 내가 지킬 거야!

병실에 도착한 나는 어디 갔다 이제 오냐는 가족들을 붙잡아 앉히

다섯 개의 알
생명을 건 5분
1+1
한 평의 버블

만나서 반가웠어요. 꼭 훌륭한 치즈가 되어 주세요 - 닥터J

고 닥터J에게 들었던 말들을 그대로 다 전해주었다. 모두들 처음엔 병원에 틈이 있다는 말에 많이 걱정스러워했지만, 네 개의 원칙이 무슨 의미인지, 우리가 무얼 해야 하는지에 대해 차근차근 설명해주자 무척 기뻐했다.

그렇게 우리 가족은 완벽한 치즈가 되었고, 며칠 후 둘째 아이는 건강하게 회복되어 집으로 돌아왔다. 며칠 만에 다시 돌아온 집. 얼마나 편안했는지 아이는 자기 침대에서 곧 잠이 들었고 난 오랜만에 식탁 의자에 앉아 병원 자판기가 아닌 집에서 내린 커피 한 잔을 마셨다. 그러다 문득 이런 생각이 들었다.

'가만, 내가 닥터J에게 들은 환자 안전에 대한 이야기. 모든 사람들이 다 알게 되면 어떨까? 그래서 병원을 찾는 환자들과 보호자들이 다들 나처럼 치즈가 되어 스스로를, 그리고 사랑하는 사람들을 지킬 수 있게 되면 얼마나 좋을까? 그렇게 모두들 똑똑한 환자가 되면 병원은, 그리고 우리는 더 안전해지지 않을까?'

문득 존스홉킨스를 떠날 때 했던 다짐도 떠올랐다.

'아이가 조금 더 자라면 꼭 다시 세상을 더 건강한 곳으로 만드는 일을 할 거야. 언젠가는⋯⋯.'

그 언젠가가 지금이 아닐까? 그래, 할 수 있을 것 같아. 이미 존스홉킨스에서 건강 캠페인 웹사이트, 교육 프로그램, 자료도 손수 만들었으니 말야. 치즈가 세워지는 방법을, 우리가 스스로를 지킬 수 있는 방법을 알려주는, 그리고 함께 정보를 나누는 환자 안전에 대한 웹사이트를 직접 만들자!

이튿날 아침이 밝자마자 나는 닥터J에게 국제전화를 걸었다. 둘째가 건강히 잘 퇴원했다는 말을 전하고, 환자 안전을 위한 치즈를 웹사이트로 옮기는 생각에 대해 얘기했다. 그는 나보다 더 들뜬 목소리로 '너무 훌륭한 생각'이라며 혹시 본인이 뭔가 도울 일이 없겠냐는 말까지 덧붙였다.

"닥터J, 잘 들어봐요. 존스홉킨스 일과 병원 강의로 바쁘겠지만 이 웹사이트를 처음부터 나와 함께 만들었음 해요. 대중들을 위한 환자 안전 정보들, 우리가 함께 만들면 쉽고 완벽한 환자 안전 정보의 공간으로 탄생할 수 있을 것 같아요. 해줄 수 있죠? 거절하지 않을 거죠?"

이미 예상했던 바이지만 그는 적극적인 참여를 약속했다. 그리고 웹사이트의 이름은 너무나 쉽게 지어졌다. 환자 안전을 위한 닥터J의 메시지. 그렇게 아이엠치즈는 시작되었다.

iamCheese.org

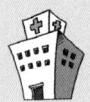

이제부터 닥터J와 Y가 만든 웹사이트 공간 '아이엠치즈'의 이야기가 시작된다. 환자들이 병원을 안전하게 이용하기 위해 반드시 알아야 할 네 가지 치즈를 소개하고, 환자들이 자신도 모르는 사이에 어떻게 이 치즈들을 망가뜨리는지, 반대로 치즈들이 완벽하게 제 기능을 하게 하려면 어떤 수칙을 지켜야 하는지 알려준다.

02

아이엠치즈 이야기

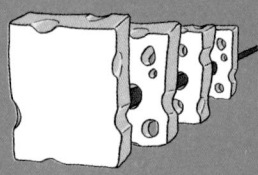

" 겉보기엔 그냥 약을 먹는 평범한 과정인데,
왜 쉽게 치즈에 구멍이 나는 것일까? "

첫 번째 치즈

다섯 개의 알_5R

> 약물 이야기

- 📄 **포스팅1** 감기약을 나눠 먹다 목을 뚫은 30대 B씨 이야기
- 📄 **포스팅2** 약물을 이용하는 4단계
- 📄 **포스팅3** 그동안 몰랐던 병원의 치즈
- 📄 **포스팅4** 내가 꼭 지켜야 할 치즈
- 📄 **포스팅5** 입원한 당신을 위한 아이엠치즈 약물 수칙
- 📄 **포스팅6** 외래 진료를 받는 당신을 위한 아이엠치즈 약물 수칙
- 📄 **요점 정리** 다시 보는 약물 안전의 치즈!
- 📄 **포스팅 댓글 모음**

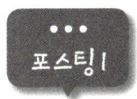

감기약을 나눠 먹다 목을 뚫은
30대 B씨 이야기

이비인후과 전문의인 A. 그는 2년 전 선배의 권유로 대한민국 IT업계의 중심지인 서울 OO동에 이비인후과 의원을 개원했다. 대학 병원에서 근무할 때처럼 수술하고 환자를 치료하는 즐거움은 덜했지만 근처에 사무실이 많아 환자는 끊이지 않았고, 응급 수술이나 당직도 없으니 가족들도 좋아했다.

지금 A의 눈앞엔 어쩌면 숨을 쉬지 못해 곧 죽을지도 모르는 환자가 가쁘게 숨을 몰아쉬며 누워 있다. 인턴, 레지던트에 교수 생활까지 십 년 넘게 환자를 치료했고, 동료들 사이에서도 실력 있는 의사로 인정받아온 그였지만 이번만큼은 겁이 났다. 그는 개원을 한 뒤 한 번도 잡아본 적 없는 기도 삽관용 블레이드[1]를 손에 쥐고 환자의 입을 벌리고 있다. 뒤에선 개인 의원 경험뿐인 두 간호사가 처음 벌어지는 광경에 불안해하며 서 있다. A는 블레이드를 환자의 목으로 밀어 넣으며 기도한다.

'잘 들어가야 하는데… 더 지체되면 죽을 수도 있어.'

3시간 전 옆 건물 사무실. 퇴근 시간을 몇 시간 앞둔 금요일 오후, 30대 회사원 B는 한 주의 업무를 마무리하기 위해 서두르고 있었다. 최근 몇 달간 매일 야근이었지만 오늘은 여자 친구의 집에 인사를 가기로 한 날이라 특별히 부장에게 양해를 구한 터였다. 그날따라 사무실 여기저기에선 기침 소리가 들렸다. 요즘 유행인 목감기 때문이었다. 옆자리 동기 C도 아침에 옆 건물 병원에 들렀다 왔다며 열 시가 넘어서야 출근했다. 평소 건강하던 B도 며칠 전부터 기침이 나더니 오늘은 목도 아프고 열도 좀 있는 것 같았다. 병원에 가야 하나 생각했지만 쌓인 업무와 퇴근 후 스케줄 때문에 도저히 시간을 낼 수 없었다. 그때 옆자리 C가 걱정스레 물었다.

"B도 감기야? 기침 심하고 몸살 기운 있고, 목도 많이 아프지? 나 아까 옆 건물 이비인후과에서 약 지어 왔거든. 며칠치 받아 왔는데 이거 먹을래?"

"그럴까? 진짜 목이 많이 아파."

C의 말에 B는 큰 고민 없이 건네받은 약 봉투를 찢고 알약들을 털어넣었

---

1 기도 삽관은 블레이드로 혀를 눌러 성대 부근까지 공간을 확보한 후 튜브를 집어넣어 공기 통로를 확보해주는 방법. 기도 삽관용 블레이드는 길쭉하고 낫처럼 굽은 금속 장비로 호흡이 곤란한 환자의 목에 찔러 넣어 기도를 확보할 때 사용하며 앞쪽엔 목 안이 잘 보이도록 전등이 달려 있다.

다. 한 시간 반 후. B는 무언가 이상한 기분을 느끼기 시작했다. 눈이 부은 것 같고 눈 주위도 가려웠다. 세수를 하기 위해 화장실 세면대로 간 B는 소스라치게 놀랐다. 눈이 벌에 쏘인 것처럼 빨갛게 퉁퉁 부어 있는 게 아닌가. 이런 얼굴로 여자 친구의 부모님을 찾아뵐 수는 없었다. '약속을 미뤄야겠다.'고 생각하며 자리로 돌아오는데 숨쉬기가 불편한 느낌이 들기 시작했다. 헛기침을 하는데 멀쩡하던 목소리도 살짝 쉰 듯했다.

그때 B의 머리에 번뜩 스치는 생각이 있었다. 그는 진통제로 흔히 쓰이는 비스테로이드성 소염제에 알레르기가 있었다. 몇 해 전 맹장 수술로 입원했을 때 수술 후 회복 중에 몸이 가렵고 반점이 생기는 증상이 나타나자 담당 의사가 약을 바꾸어주며 해준 얘기였다. B는 덜컥 겁이 났다. 그는 곧 C에게 병원에 가야 할 것 같다는 말을 남기고 황급히 옆 건물의 이비인후과를 찾았다. 제일 가까운 병원이자 아까 C가 진료를 받았던 A의 병원이기도 했다.

접수대의 간호사에게 숨을 잘 못 쉬겠다. 위급한 상황인 것 같다고 말했다. 응급 환자 같다는 말에 의사 A가 진료실 밖으로 뛰어나왔다. B는 딱 보기에도 많이 아파 보였다. 대기실에서 기다리고 있던 환자들도 술렁이기 시작했다. A는 환자를 진료실로 데리고 들어가 어떻게 된 것인지 물었고, B는 증상을 설명하고 오늘 여기서 타간 약을 먹고 그런 것 같다고 말했다. 의사는 이해가 안 된다는 표정으로 물었다.

"오늘 오셨다고요?"

"실은 제 직장 동료 C가 아침에 이 병원에서 목 감기약을 처방받았어요.

증상이 같길래 그 약 한 봉지를 받아먹었는데, 그 후로 이러네요. 예전에 병원에서 제가 무슨 소염제에 알레르기가 있다는 말을 들은 적이 있었는데 혹시 그것과 관련이 있을까요?"

의사는 처방을 입력하는 컴퓨터에 C의 이름을 입력했다. 아니나 다를까 C가 받아간 처방전에는 비스테로이드성 소염제의 일종인 록소프로펜[2]이 들어 있었다. 남의 약을 먹으면 어떡하냐는 타박을 주고 싶었지만 일단 환자부터 챙겨야 했다. 후두경으로 B의 목 안을 들여다보니 기도가 부어 공기가 통할 길이 줄어들어 있었다. 조금만 더 상황이 악화되면 생명이 위험해질 수도 있는 상황.

A는 일단 알레르기를 줄이는 덱사메타손 주사를 놔주고 생각했다. 숨쉬기가 더 불편해지면 먼저 기도 삽관을 해야 한다. 삽관에 실패하면 아예 목젖 아래를 절개해서 직접 기도로 공기가 들어갈 수 있게 해주는 기관 절개술을 해야 할지도 모른다. 그런데 그걸 이 개인 의원에서? 근처 대학 병원의 응급실로 가라고 말하고 싶었지만 금요일 퇴근 시간 이 동네 교통 사정은 뻔했다. 구급차가 사이렌을 켜고 달린다고 해도 최소한 15분은 걸릴 터이고 그 시간이면 환자는 이미 이 세상 사람이 아닐 수도 있다.

A는 상황이 다급하다고 설명하면서 마취를 해야 하니 보호자를 부르라고 했다. B는 숨을 쉬기가 더 힘들다며 자신의 휴대폰에서 집 번호를 찾아 통화 버튼을 눌러 전해주었다. A는 간호사에게 B의 가족에게 상황을 설명하

---

[2] 비스테로이드성 소염제(NSAID)는 매우 흔하게 처방되는 진통제로 아이들 해열제인 부루펜도 이들 중 하나다.

라고 지시하는 동시에 다른 간호사에게 129에 전화해서 구급차 한 대를 보내라고 말했다. 병원에서 구급차를 부르려면 법적으로 119가 아닌 129번을 통해 민간 환자이송업체의 구급차를 이용해야 하기 때문이다.

곧 A는 서둘러 기도 삽관 기구들을 가져와 삽관을 시도했다. 하지만 몇 차례의 시도에도 튜브는 제대로 들어가지 않았다. 기도가 심하게 부어오른 모양이었다. 대학 병원에서였다면 환자 혈액의 산소포화도를 측정하며 몇 차례 더 시도해볼 수도 있었겠지만, 이곳엔 그런 측정 장비도 없었다. 곧 환자는 가슴 통증을 호소했다. 심장에 산소 공급이 부족하다는 신호였다. 더 시도하다간 뇌에 산소가 모자라서 심한 경우 뇌사상태에 빠질 수도 있었다. 더 기다릴 수가 없어 A는 그 다음 방법, 기관 절개를 시도하기로 했다.

목을 소독하고 메스를 쥐었다. 망설일 틈도 없이 둘째 손가락에 힘을 주어 목젖 아래를 찢었다. 어쩔 줄 몰라 하던 간호사들도 본능적으로 환자의 목에서 흐르는 피를 닦아내기 시작했다. A는 목에 뚫린 구멍을 벌리며 튜브를 끼워 넣었고 고요하던 진료실에 튜브를 통해 공기가 통하는 소리가 들렸다. 성공이었다!

식은땀을 흘리고 있던 B가 조금씩 안정을 되찾아갈 무렵 129 구급차가 도착했다. A는 상황을 설명해주고 들것에 실린 환자가 구급차에 실려 떠나는 것을 보고 난 후 진료실로 돌아왔다. 휴우. 그제서야 A는 한숨을 내쉬었다.

감기약을 잘못 먹어 목숨을 잃을 뻔했던 30대 직장인 B씨. 이런 약물 사고가 과연 평범한 우리에게는 절대 일어나지 않을 그런 희귀한 사고일까? 정답은, 전혀 그렇지 않다는 것!

　사실 우리는 인식하지는 못하지만 평소 많은 양의 약을 먹고, 맞고, 바르고 있다. 2007년 기준 대한민국 국민 1인당 한 해 약 처방 건수는 8.7회라고 한다. 한 번 처방 시 여러 알씩 며칠치를 받게 되고 여기에 의사의 처방이 필요 없어 약국 등에서 직접 사 먹는 약, 바르는 연고, 관절에 붙이는 파스 등까지 합치면 한 해 약 소비량은 실로 엄청난 셈이다. 입원이라도 하게 되면 그 수는 기하급수적으로 늘어난다.

　이렇게 흔히 쓰이다 보니 아플 때 약을 먹고 주사를 맞는 것을 마치 '졸릴 때 커피를 마시는 것'처럼 별것 아닌 것, 일상적인 것으로 가볍게 생각하는 경향이 있다. 예쁘고 귀여운 알약의 작은 크기만큼이나 약에 대한 경각심도 함께 줄어버린 것이다.

　하지만 약물 사고는 위험한 약이라고 알려진 몇몇 독한 약들에 의해서만 생기는 것이 아니라, 우리가 아무 부담 없이 먹는 감기약이나 항생제에 의해서도 생길 수 있다. 기침 시럽약에 든 당분 때문에 스스로 당뇨가 있는지 몰랐던 환자에게 쇼크가 올 수 있고, 비스테로이드성 소염제를 잘못 먹으면 고혈압 환자의 혈압을 더욱 상승시킬 수 있다. 아예 B씨처럼 비스테로이드성 소염제에 알레르기가 있을 수도 있다. 또한 타이레놀 감기약에 든 성분인 아세타미노펜Acetaminophen은 우리가 흔히 먹는 다른 약에도 많이 들어 있어 주의를 기울이지 않으면 아세타미노펜 과다 복용으로 간에 손상을 줄 수 있다.

미국에서 1983년부터 1993년까지 사망한 사람들을 대상으로 사인을 분석한 연구 결과를 보면, 한 해에만 약을 잘못 써서 사망한 사람이 최대 7천여 명이었다.[a] 사망자가 7천 명이라면 사망에 이르지는 않았지만 B씨처럼 위험했던 경우는 그보다 많을 것이고, 위급한 상황까지 도달하지 않았더라도 일상 생활에 지장을 주었던 경우는 그보다 훨씬 많을 것이다.

지금까지 세계적으로 약물 안전에 대해 가장 심도 있게 다룬 보고서로는 2007년 미국에서 발표된 463페이지짜리 "약물 오류 방지 보고서Preventing Medication Errors[3]"를 꼽을 수 있다. 이 보고서에 따르면 미국 병원에서 막을 수 있었던 약물 사고가 입원 환자 백 명당 한 건씩 발생하며, 이를 한 해 입원 환자 수에 대입하면 일 년에 약 40만 건, 외래 환자들까지 합치면 적어도 150만 건씩 생긴다고 한다.

그렇다고 너무 걱정할 필요는 없다. 약을 안전하게 사용하기 위해 우리가 모르는 곳에 많은 치즈들이 이미 세워졌거나 지금도 세워지고 있기 때문이다. 단, 지금까지 이런 치즈의 존재에 대해 전혀 모르는 채로 약을 먹고 주사를 맞았다면 이제는 그 치즈들을 조금은 이해할

---

[3] 미국 IOM 리포트 "약물 오류 방지 보고서"는 1999년 환자 안전 이슈를 세상 속으로 끌고 나온 "To Err is Human"에 이은 IOM의 Quality Chasm 시리즈 중 하나다.

필요가 있다. 그렇지 않으면 자기도 모르는 사이 B씨처럼 스스로 치즈에 구멍을 뚫어버리고 사고를 낼 수 있다. 반대로 우리가 적극적으로 치즈를 지켜준다면 위험요소들이 내 생명을 위협하기 전에 막아버릴 수도 있다. 약을 이용하는 환자가 연약한 어린이거나 연로하신 부모님이라면 정확하고 안전한 약물 사용이 더욱 절실하고, 그만큼 우리의 역할이 더욱 중요해진다.

다음 포스팅부터는 안전하게 약물을 사용하고 사고를 방지하기 위해 어떤 치즈들이 세워져 있고, 어떻게 우리 힘으로 그 치즈들을 더 단단하게 지킬 수 있을지 알아보도록 하자.

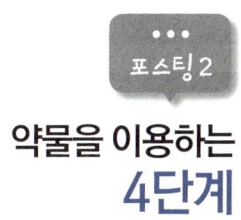

약물을 이용하는 4단계

약물 안전을 실천하기 위해 가장 먼저 이해해야 할 것은 바로 다음의 〈약물 이용의 4단계〉다.

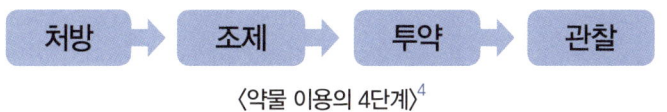

〈약물 이용의 4단계〉[4]

위의 네 단계 그림은 약물이 환자의 몸속으로 들어가는 순서를 나타낸 것으로, 의사가 약을 처방하고, 약사가 약을 조제하며, 간호사나 환자 스스로 투약하고 관찰하는 과정이다.

사실 약의 사용만큼 단계가 명확히 구분되는 의료 분야도 없다. 소화제부터 항암제까지 어떤 약이든 위의 네 단계를 반드시 거치는데다 각 단계마다 담당하는 사람들도 모두 다르고 역할도 확연하게 구분된다. 의사가 처방을 내리고 약사가 약을 조제한다는 것처럼 자명한 사실이 또 있을까?

이렇게 단계를 구분할 수 있다는 것은 그만큼 단계별로 나타나는 문제점을 구분하고 각각의 치즈를 세울 수 있다는 점에서 매우 다행스런 일인데, 이런 특성 덕분에 그동안 약물 안전의 치즈는 다른 환자 안전 분야에 비해 더욱 활발히 세워질 수 있었다.

그렇다면 〈약물 이용의 4단계〉를 기준으로 각 단계에 어떤 치즈가 세워져 있으며 더 안전해지기 위해 어떤 치즈를 더 세워야 할지 다음 포스팅부터 자세히 알아보도록 하자.

4 미국의 주요 연구들은 네 가지 단계 중 약물 오류가 가장 빈번하게 발생하는 단계를 처방과 투약 단계로 꼽고 있으며 이 두 가지 단계가 전체 약물 오류의 약 77%로 큰 비중을 차지한다고 말한다.

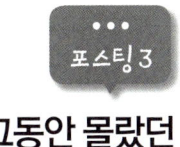

그동안 몰랐던
병원의 치즈

처방의 치즈

약물 이용의 첫 단계는 처방. 바로 의사가 환자의 질병을 치료할 약을 고르는 단계다. 의사는 단순히 '이 병에는 이 약' 같은 식으로 기계적 선택을 하는 것이 아니라 환자가 전에 앓았던 병, 약에 대한 알레르기, 환자의 가족들이 앓았던 병이나 알레르기 등을 고려해서 제일 안전한 약을 고른다. 약을 잘못 먹어 기도 절개까지 해야 했던 B씨의 경우에도, 만약 B씨가 직접 병원을 방문해 본인의 약물 알레르기에 대해 의사에게 설명했다면 알레르기 반응이 있는 위험한 약을 처방받지 않았을 것이다.

경험이 많은 의사들이 전문 지식을 십분 활용해서 처방을 하는 만큼 처방 단계에선 쉽게 문제가 발생하지 않을 것 같다. 하지만 연구 결과 굉장히 의외의 부분에서 구멍이 뚫리곤 했는데, 바로 의사가 처방을 내린 후 약 조제에 관해 전달하는 과정에서였다.[b]

그중에서도 가장 빈번한 사례는 "선생님 글씨를 알아볼 수 없어요." 같은 경우였다. 우스갯소리처럼 인터넷에 떠다니는 그림 중에 의사들의 알파벳이라는 것이 있다. 그 그림을 보면 A부터 Z까지 모두 비슷한 모양새를 하고 있는데, 이는 동서고금을 막론하고 많은 의사들이 환자 차트를 기록할 때 초등학생들처럼 또박또박 글씨를 쓰는 대신 흘림체, 날림체로 쓰는 걸 묘사한 것이다. 시간도 촉박하고 원래 글씨체가 개인마다 다르다 보니 그럴 수 있다. 다만 문제는 환자들에게 처방해주는 약이라며 환자나 간호사에게 적어주는 것이 알아보기 힘든 경우가 많다는 것. 글씨체뿐 아니라 약자로 약 이름을 쓰는 경우엔 더욱 헷갈릴 수밖에 없다. 오죽하면 약물 안전 문제의 주요 원인 중 하나가 "알아볼 수 없음^{Illegibility}"이겠는가?

게다가 약들은 그 종류가 수만 가지나 되고 비슷한 이름을 가진 약도 많아 약 이름을 종이에 적거나 간호사에게 말로 전달하는 과정에서 다른 약들로 헷갈리는 경우가 생기기도 했다.[5] 약 용량을 적는 방법도 문제가 되었다. 미국에선 0.5ml처럼 소수점이 포함된 숫자를

| 5 이렇게 이름의 철자가 비슷하거나 발음이 비슷한 약들을 LASA(Look Alike, Sound Alike) 약이라 부른다.

쓸 때 앞의 0을 생략하고 .5ml라고 쓰는 경향이 있는데, 볼펜으로 쓴 처방에 소수점이 제대로 보이지 않아 0.5ml가 아닌 5ml라는 열 배의 약을 투여하는 일이 종종 발생했던 것이다. 열 배 용량의 약이 투여된다는 것은, 항암제 같은 강한 약이라면 사망으로 이어질 수 있을 만큼 아주 큰 문제이고, 비교적 약한 약이더라도 체구가 작은 아이들에겐 목숨을 위협할 수도 있다.

다행히 처방 단계에서 가장 문제가 되는 잘못된 용량, 알레르기, 약물 상호작용 등과 같은 문제를 한꺼번에 해결해줄 수 있는 강력한 한 방의 치즈가 이미 세상에 나와 있다. 바로 의사가 처방을 직접 컴퓨터에 입력하는 시스템인 전자처방시스템 Computerized Prescriber Order Entry, CPOE 이 그 주인공이다. 맨 처음 이 시스템이 개발된 것은 '선생님 글씨를 알아보기 힘든 경우', 즉 단순히 손으로 쓰는 처방을 잘못 읽는 오류를 피하기 위해서였다. 그런데 요즘은 환자의 상태나 환자가 현재 복용 중인 약과의 상호 작용 등을 따져 쓰지 말아야 할 약을 알려주거나 그런 약을 입력할 경우 경고창이 뜨는 방식, 약 용량이 안전한지 등에 대한 점검까지 해주는 지능화된 시스템이 이용되고 있다.

우리나라에선 손으로 처방전을 써주는 병원을 찾아보기가 힘들 정도로 이런 전자처방시스템이 당연하게 여겨진다. 규모가 작은 동네병원에 가도 약물 처방에 컴퓨터를 이용하고 있는 모습을 쉽게 볼 수 있다. 하지만 여기서 꼭 기억할 것! 바로 대한민국만큼 전자의무기록이

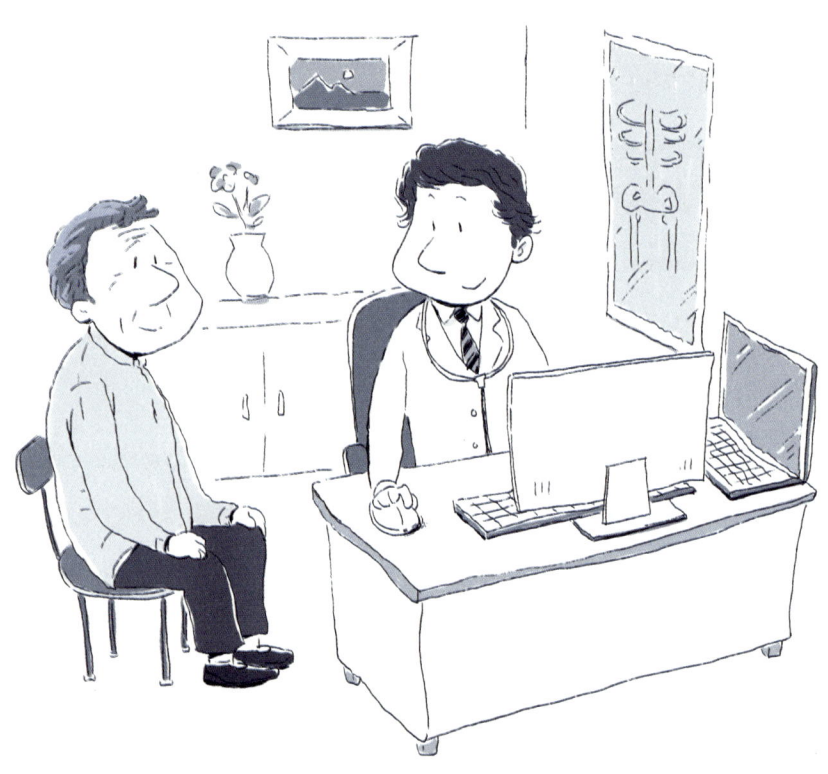

나 전자처방시스템이 잘 갖추어진 나라도 없다는 점이다. 지금도 미국에선 상당수의 병원들에서 의사가 환자나 간호사에게 손으로 쓴 처방전을 건네주고 있고, 알아보기 힘든 글씨로 고생을 하고 있으며, 존스홉킨스 병원마저도 전산시스템을 최근에야 완비할 만큼 신기술에 대한 도입이 더디다.[6]

따라서 한국에 살고 있는 우리는 병원 진료실 책상에 보이는 컴퓨터 모니터들이 든든한 치즈임을 알고 안심하면 된다. 단, 이 단계와 관련해 우리가 치즈가 되어 할 일이 있다면, 처방을 내리기 전 의사가 나에게 꼭 맞는 약을 처방할 수 있도록 약물에 관한 알레르기나 기타 사항들에 대한 정보를 제대로 말해주는 것이다. 이와 관련해 진료실에서 환자가 세워야 할 치즈들에는 어떤 것들이 있는지 [진료실] 포스팅(129페이지)에서 자세히 알아보기로 하자.

조제의 치즈

다음은 약물 이용의 두 번째 단계, 약의 조제에 관한 이야기다. 전자처방시스템으로 처방 단계에서 발생할 수 있는 위험요소들을 제거

---

[6] 실제로 미국의 환자 안전기관 중 하나인 조인트커미션(TJC)에서는 아직도 손으로 쓰는 처방전의 오류를 줄이기 위한 주의사항들을 내놓고 있다. 예를 들면 약의 용량을 적을 때 정맥주사를 뜻하는 IV(아이비)와 헷갈릴 수 있는 IU(아이유)라는 약의 단위 대신 International Unit으로 풀어쓰고, mg(밀리그램)과 헷갈릴 수 있는 μg(마이크로그램 – mg보다 1/1000 작은 단위) 대신 mcg 혹은 micrograms로 쓰라는 등의 주의사항이다.

했지만, 조제 단계에서 약사는 다시 한 번 처방전을 검사한다. 만에 하나 그 환자에게 함께 쓰면 안 될 약이 동시에 처방되었거나 용량이 잘못 적혀 있으면 약사는 바로 의사에게 전화를 걸어 확인한 후 처방전 약을 찾아 포장한다. 이러한 약의 조제 과정은 얼핏 보면 간단할 것 같지만 생각보다 매우 복잡하다.

큰 도서관에서 열 권의 책을 빌린다고 생각해보자. 종이에 적힌 책 제목만으로 넓은 서가에 꽂힌 수만 권의 책들, 이름이 비슷한 책들을 뒤져 열 권을 찾아온다. 약의 조제도 같은 식이다. 수만 가지 약이 약국 안에 비치되어 있고 약사는 처방전에 적힌 약의 이름을 보고 필요한 약들을 가져와 포장한다. 특히 대형 병원의 조제실은 작은 동네 약국에 비해 약도 훨씬 많고 규모도 크다. 보통 약을 빨리 찾기 위해 알파벳 순서로 보관하는데, 이때 비슷한 이름의 약들이 말썽을 일으킬 수 있다.

예를 들어 Carboplatin(카보플라틴)과 Cisplatin(시스플라틴)이라는 이름의 약이 나란히 놓여 있다고 하자. 둘 다 C로 시작하고 platin으로 끝나기 때문에, 자칫 헷갈리기 십상이다. 실제로 미국의 어떤 병원에서는 갓 태어난 신생아가 날록손Naloxone 이라는 약 대신 심장병 약인 비슷한 이름의 라녹신Lanoxin(Digoxin)을 투여받고 한 시간만에 사망한 일도 있었다. 처방 단계의 문제였는지 조제의 문제였는지는 모르겠지만 비슷한 이름의 약이 문제될 수 있다는 것을 보여주는 사례다.

이를 막기 위해 병원에서 주로 사용하는 치즈는 바로 '독특한 표기법'이다. 위 두 약의 경우를 예로 들면, 약 이름 중 앞 몇 글자를 대문자로 표기해 CARBOplatin, CISplatin과 같은 식으로 차이가 명확하게 눈에 띄도록 기재하는 것이다.[7] 이보다 좀 더 적극적인 방법으로 조제 과정을 자동화하려는 노력도 이루어지고 있다. 예를 들면 음료수를 뽑아 먹는 자동판매기처럼 생긴 약자동제조기 Automatic Dispensing Machine: ADM 라는 기계가 있어서, 의료진들이 이 기계에서 원하는 약물(주로 흔히 사용하는 진통제나 항생제 등)을 선택해 뽑을 수 있다.[8] 이 과정에서 환자의 정보를 고려해 올바른 약을 사용하고 있는지 점검해주기도 한다.

물론 아직은 전체 약의 조제가 공장에서 휴대폰을 생산해내듯 자동화되어 있는 것은 아니다. 기술적으로 가능하다고 해도 약의 조제 과정이 완벽하게 자동화된다면 자칫 작은 기계적 결함으로도 한 번에 엄청난 조제 오류가 발생할 수 있다는 부작용이 있기 때문이다. 결국 아무리 조제 과정이 자동화되더라도 처방하는 단계에서 생기는 위험

---

[7] 단순한 아이디어처럼 보이지만 이러한 표기법은 상당히 효과적이다. 하지만 많은 약들이 여러 제약회사에서 생산되기 때문에 국가기관 차원에서 정리해주지 않으면 이루어지기 어렵다. 미국 식약청(FDA)에서는 앞으로 개발되는 신약의 이름이 기존의 것들과 헷갈리거나 중복되는 일이 없도록 규정을 마련해놓기도 했다.
[8] 원래 이 기계의 목적은 환자에게 좀 더 빨리 필요한 약을 전달하는 데 있었다. 병원 안 모든 약의 조제가 중앙 약제과에서 이루어지면 처방에서부터 조제 후 약 배달에 걸리는 시간이 비효율적으로 길어질 수 있기 때문에 병동 곳곳에 이런 약자동제조기를 설치해 필요한 환자에게 효율적으로 약을 공급하도록 하는 것이다.

요소를 일차적으로 잡아줄 수 있는 것은 조제를 담당하는 약사이고, 이런 이유로 약물 안전에서 약사의 역할은 무척 중요하다. 약사들이 계속해서 개발되는 신약들에 대해서 꼼꼼하게 공부하는 것도 바로 이 때문이다.

지금까지 살펴본 약의 처방과 조제는 음식점으로 치면 주방에서 음식을 준비하는 것과 같은 단계로, 병원을 이용하는 환자들에게는 잘 보이지 않는다. 하지만 여기서 살펴본 치즈들을 이해해야 다음에 등장하는 약물의 치즈들을 더 잘 이해할 수 있다. 다음은 잘 준비된 약이 내 몸으로 들어가는 투약 단계. 여기서부터 우리가 이해하고, 지켜야 할 치즈들이 본격적으로 등장하기 시작한다.

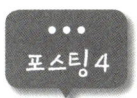
포스팅 4

내가 꼭 지켜야 할
치즈

　이번 포스팅은 약물 이용의 마지막, 하지만 가장 중요한 투약과 관찰 단계다. 잠시 병원에 입원해 있다고 상상해보자. 요즘 병원들은 점점 대형화되는 추세라서 어느 정도 크다 싶은 병원은 1,000병상, 2,000병상[9]을 훌쩍 뛰어넘는다. 작게 잡아도 몇백 명, 많게는 몇천 명의 환자가 한 병원에 입원해 있는 셈이다. 그런데 환자들이 약을 먹거나 맞는 투약 과정은 최첨단 시설로 중무장한 병원의 모습과는 정반대로 완벽한 '수작업'으로 이루어진다. 간호사가 많은 약을 들고 병실을 돌며 환자 한 명 한 명에게 약을 주거나 주사를 맞히는 모습을

---

[9] 병원의 규모를 말할 땐 보통 침대 수로 이야기하며 서울의 대규모 대학 병원들은 2,000병상 이상이다.

떠올리면 된다. 이런 모습은 의료 기술이 눈부시게 발전하는 동안에도, 그러니까 30년 전이나 지금이나 크게 변한 것이 없다. 그 이유는 무엇일까?

약을 먹고 주사를 맞는 과정도 자동화되어 이루어진다고 가정해보자. 로봇이 시간에 맞추어 환자의 입에 약을 넣어주고 정해진 시간이 되면 정맥 주사 기계가 알아서 약을 주입하는 식이라면, 약을 주기 위해 간호사가 찾아왔을 때 환자의 상태를 체크하거나 약을 투여한 후 환자의 반응을 살피는 것이 모두 불가능하게 된다. 이 때문에 지금도 투약 과정은 거의 수동적으로 이루어지고 있고, 엄청난 인력 자원이 쓰이고 있다.

물론 처방이나 조제 단계처럼 안전한 투약을 위한 치즈들도 활발히 연구되고 있다. 예를 들면 올바른 환자에게 올바른 약을 주기 위해 최근 등장한 치즈로 바코드 스캐너Barcode Scanner라는 것이 있다. 흔히 슈퍼마켓에서 보는 바코드 스캐너와 같은 것인데, 환자 손목에 환자번호 바코드가 입력된 팔찌를 채우고, 매번 오는 약 포장지와 환자의 차트에 모두 바코드를 부착해, 간호사가 약을 줄 때 바코드 스캐너를 들고 다니며 이 모두가 일치할 경우에만 약을 주는 방식이다. 팔찌와 약, 차트 세 가지 중 한 가지라도 어긋나면 시끄러운 경고음이 울리거나 약통이 잠겨버리는 등의 방법으로 다른 환자에게 갈 약이 투약되는 것을 막는 똑똑한 방법이다. 하지만 이 방법이 완벽해져서 모든 병원들에서 쓰게 되기까지는 꽤 긴 시간이 걸릴 것이다.

따라서 투약 단계에서는 우리의 치즈 역할이 무척 중요해진다. 입원을 하지 않고 당일 진료를 받는 외래 환자들의 경우 이 단계에 더욱 주의해야 한다. 외래 환자는 간호사들의 도움 없이 혼자 투약을 하고 이후 관찰 과정을 책임지기 때문에 스스로도 알게 모르게 구멍을 뚫고 있기 때문이다. 물론 환자들이 잘못해서가 아니라 약물의 안전에 대해 잘 모르거나 인지하지 못하고 있어서일 것이다.

이제부터 내 약을 '제대로 안전하게 먹고 맞는 방법'에 대해 자세히 알아보도록 하자. 어떻게 하면 치즈에 구멍을 뚫지 않고 더 나아가 스스로 단단한 치즈가 될 수 있을까. 이에 대한 약물 안전 수칙은 그 특성상 입원 환자와 외래 환자로 나누었다.

✚ 다섯 개의 알(5R)

환자의 몸에 약이 들어가는 단계를 흔히 5R이라고 부르는데, 이 원칙은 다음과 같다.

안전한 약물 이용은 올바른 환자(Right Patient)에게, 올바른 약(Right Medication)을, 올바른 용량만큼(Right Dose), 올바른 시간(Right Time)에, 올바른 경로(Right Route)를 통해 투여한다는 것이다.(R은 '올바른'이라는 뜻의 영단어 Right에서 나왔다.)

결론부터 말하면, 다섯 가지 원칙 중 한 가지라도 어긋나면 치즈에 구멍이 나고 약물 사고로 이어질 수 있다. 환자가 바뀔 수도 있고, 약이 바뀔 수도 있으며, 원래보다 몇 배 이상 강한 용량을 복용하게 될 수도 있고, 잘못된 시간에, 잘못된 경로(정맥 주사를 근육에 맞는 등)로 투여받을 수도 있다. 하나만 어긋나도 작게는 추가로 약을 더 써야 하거나 입원 기간이 늘 수 있고, 크게는 목숨까지 위협할 수 있는 원칙들이다.

약물의 5R을 지키는 것이 약물에 관한 치즈를 세우는 핵심이다. 병원에서도 여러 치즈를 세워 이 원칙을 지키도록 노력하지만 우리가 한 번 더 확인할 때 치즈는 더욱 단단해지고 약물 사고의 위험도 줄일 수 있다. 그렇다면 이 다섯 개의 알(5R)을 제대로 지키려면 어떻게 해야 할까? 이제부터 살펴볼 방법들은 이 다섯 가지 항목을 지키기 위해 만들어졌다.

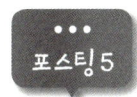

입원한 당신을 위한
아이엠치즈 약물 수칙

앞에서 보았던 약물의 이용 단계를 다시 떠올려보자. 이 중에서 입원 환자가 가장 주의를 기울이고, 단단한 치즈가 되어야 할 단계는 바로 투약과 관찰 단계다.

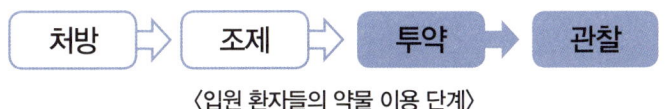

〈입원 환자들의 약물 이용 단계〉

겉보기엔 그저 약을 먹는 평범한 과정인데, 왜 쉽게 치즈에 구멍이 나는 것일까? 다음은 중간 규모 병원의 투약 담당 간호사인 L의 이야기다. 잠시 그녀의 일상을 엿보자!

대한민국 00시 @@병원, 오후 1시 30분.

5년차 간호사 L은 숨을 깊이 들이마시고 마음을 진정시킨다. 이제는 익숙해질 법도 한데 병실에 약을 가지고 갈 때마다 아직도 매번 팽팽한 긴장감을 느낀다.

소아과 병동 601호에서 603호 6인실 세 곳. 열여덟 명의 어린이 환자들에게 약을 전달하는 일은 생각만큼 쉽지 않다. 병동 스테이션[10]에 붙어 있는 긴 환자 목록에서 각 병실마다 입원해 있는 환자를 확인하고, 오늘 새로 입원하거나 퇴원한 환자, 병실을 옮긴 환자는 없는지 다시 검토한다. 환자들이 전망 좋은 창가 쪽 침대를 선호하기 때문에 창가 환자가 퇴원하면 병동에 오래 입원해 있던 환자들이 그 자리로 옮겨가곤 하는데, 그럴 때 약이 바뀌는 경우가 생길 수도 있기 때문이다. L은 병원 약제과에서 올라온 약들을 환자 병실 번호에 따라 나누고, 이를 침대 위치에 따라 한 번 더 정리한 뒤 카트에 싣고 병실로 향한다.

"오늘은 다들 제자리에 있으면 좋겠는데."

601호. 문 앞에 서서 둘러보니 좌우에 각각 세 개씩 놓여 있는 침대 중 왼편 가운데 침대를 쓰는 혜진이만 곤히 자고 있고, 다들 제자리에 없다. 혜진이 자리로 가니 낯선 병원에서 잠을 잘 못 자는 아이를 돌보느라 밤새 한숨도 못 잔 듯한 엄마가 침대에 기대 졸고 있다. 미안한 마음이지만 혜진

---

10 각 병동마다 의사나 간호사들이 일할 수 있도록 의무 기록이나 컴퓨터 등을 모아놓은 공간

엄마를 흔들어 깨웠다.

"혜진이 점심 약 왔어요."

살짝 눈을 뜬 엄마는 "감사합니다. 놔두고 가세요. 제가 먹일게요."라며 다시 눈을 감는다. 침대 맡 물병 옆에 약 봉투를 놓아둔다.

'다음은 누구지?'

L은 창가에 환자복을 입은 아이를 안고 밖을 보고 있는 30대 중반의 남자를 발견한다. '새로 입원한 환자인가?'

"저, 약 먹을 시간인데요. 아이 이름이……?"

미애란다. 오전에 폐렴으로 입원한 두 살 난 여자아이. 원래 자리는 오른편 문가 쪽 침대. 약 봉투 더미에서 미애의 이름을 찾아낸 L은 아이의 아빠에게 건네준다.

오른편 가운데 침대엔 세 명의 남자아이들이 모여 있다. 병원 앞 만화방에서 만화책을 빌려 온 모양이다. L은 한숨을 내쉰다. 병실 침대를 시계 방향으로 돌면서 약을 나눠주겠다던 원대한 계획은 이미 완벽하게 무너졌다. "약 받자."라며 다가가자 "저요저요!" 하며 달려드는 아이들. 자기 이름을 대보라고 하고 약을 찾아 나눠주었는데 아이들이 바로 먹지 않고 침대 머리맡에 모아둔다. 이것만 다 보고 먹는단다. "꼭 자기 거 확인하고 먹어."라고 주의를 줘보지만, 침대맡에 모여 있는 세 아이의 약들을 보니 솔직히 불안하다. 그런데 오른쪽 창가 자리에 있어야 할 정수가 보이지 않는다. 보호자도 없다. 물론 병원에서 환자가 자리를 비우는 일은 굉장히 흔하다. L은 다른 아이들 약부터 주고 와야겠다고 생각한다.

602호. 환자복을 입은 할아버지 한 분이 와 계신다. 누구신가 했더니, 9층에 입원해 있는 환자. 6층에 입원 환자를 보러 내려오셨단다. 순간 드는 생각은 '아, 9층 간호사 고생하겠구나…….' 그러고 보니 아까 601호에서 못 찾았던 정수와 엄마가 눈에 띈다. 며칠 전까지 같은 병실을 쓰던 친구가 602호의 창가 자리가 나서 옮겨오자 마실을 온 모양이다. 일단 정수에게 가서 약을 전해준다.

사실 602호엔 복병이 있다. 바로 네 살 동갑인 민주와 민지다. 보통 자기 자리에 없다 보니 일일이 이름을 확인하며 약을 주는 수밖에 없는데, 며칠 전 동료 간호사 K가 민지에게 약을 주러 갔는데 그 약을 민주가 받은 일이 있었다. 이름이 비슷한 정도가 아니라 동명이인이 한 병동에 입원하는 경우도 태반이다. 그래서 L은 약을 주러 병동을 돌기 전 이름이 비슷한 환자가 있으면 크게 표시를 해둔다. 민지와 민주에게 제대로 약이 갔음을 확인하고 L은 마지막 병실인 603호로 향했다.

603호. 방에 들어서자마자 들리는 아이의 큰 울음소리. 창가 자리의 슬기가 많이 아픈가보다. 슬기 엄마는 평소 굉장히 조용하고 예의 바른 분인데, 대부분의 엄마들이 그렇듯 아이가 아플 때는 많이 예민해진다. 먼저 병실 문가 왼쪽 침대의 은혜에게 다가가 약 봉투를 손에 집으려는데, 슬기 엄마가 L에게 달려와서 한소리 한다.

"아까부터 애가 아프다고 그랬잖아요! 진통제 놔준다고 하더니 왜 다른 아이들 약부터 주는 거예요?"

L은 미안하다고 사과하며 일단 애들 약만 다 주고 바로 진통제를 가져오겠

> 다고 양해를 구한다. 순서대로 약을 주는 게 제일 안전하고 정확하기 때문이다. 하지만 슬기 엄마는 막무가내다. 당장 진통제를 가져오라고, 이 병원은 환자를 왜 이리 막 대하냐고 언성을 높이는 통에 일단 일을 멈추고 스테이션으로 달려간다. 알고 보니 진통제 주사 처방이 나와 있는데, 신입 간호사가 일이 느려서 아직 슬기에게 가져다주지 못한 모양이었다.
> 다시 603호. 신입 간호사가 슬기에게 주사를 놔주는 것을 확인하고, L은 다시 생각한다.
> '내가 아까 누구까지 주었지?'
> 한바탕 뛰어갔다 왔더니 경황이 없다.
> '아, 은혜에게 약을 주려다 멈췄었지. 하마터면 헷갈릴 뻔했네.'
> 창가의 슬기까지 겨우 무사히 투약을 마치나 싶었는데, 아니나 다를까 환자 한 명이 보이지 않는다. 어디로 간 걸까? 이제부턴 환자 수색이다. 제발 병동 안에만 있어야 할 텐데. 그전에 9층 병동에 전화부터 해주어야겠다. 그 병동 할아버지 환자는 지금 602호에 잠깐 내려오셨다고 말이다.

간호사 L의 일상을 통해 보는 병원의 모습은 어떤가? 우리가 상상했던 모습과는 사뭇 다른 것 같다. 첨단 기계로 가득찬 병원은 무언가 차분하고 가라앉아 있어야만 할 것 같은데, 실제 대부분 병원 병실의 모습은 위에 묘사된 것처럼, 혹은 이보다 훨씬 더 역동적이고 정신없다. 그리고 거의 모든 병원의 병동 간호사들은 간호사 L이 헤쳐나온

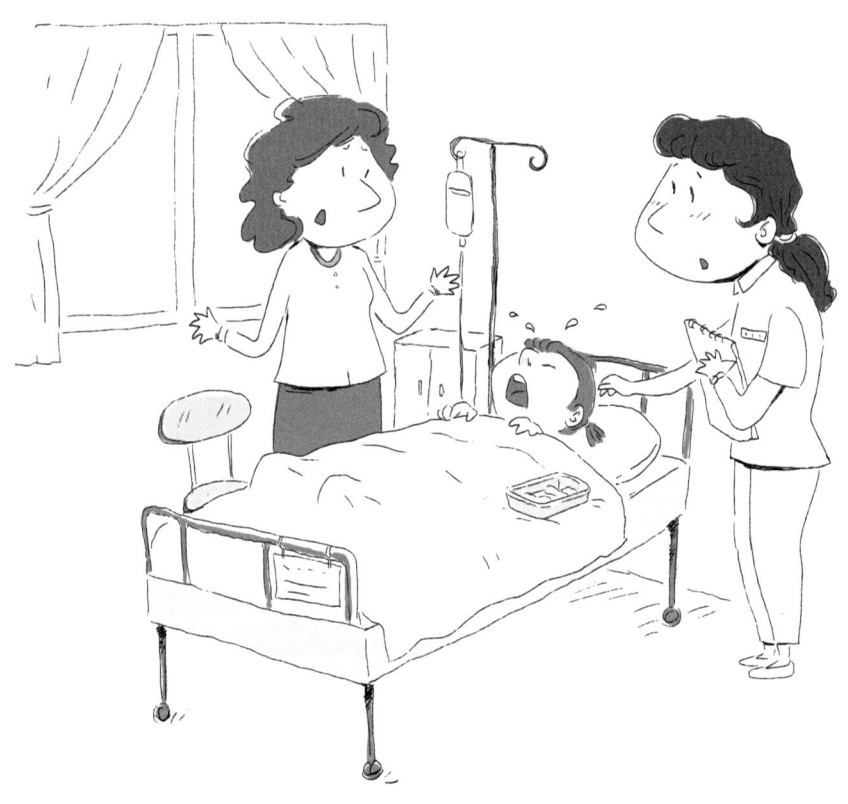

북새통을 하루 두세 번씩 꼬박꼬박 겪고 있다.

간호사들은 약이 잘못 투여되면 환자에게 큰일이 생길 수 있다는 걸 잘 알기 때문에 투약 때마다 긴장하지만, 환자들은 약 먹는 것을 때가 되면 밥이 나오는 것처럼 대수롭지 않게 생각하고 크게 주의를 기울이지 않는 경우가 많다고 한다. 주사는 더 심하다. 환자 본인이 뭔가 할 수 있다고 생각하지 않기 때문에 더욱더 수동적이 되기 쉽다.

따라서 환자의 치즈 역할이 훨씬 중요해진다. 다음은 복잡한 병실에서도 '5하원칙'을 지키며 안전하게 내 약을 받고 치료할 수 있는 구체적인 방법들이다.

약을 받기 전

> **약을 받기 전, 나이와 이름을 간호사에게 반복해 말한다**
> → "35세 ○○○입니다."

병원에 입원해 있는 환자 명단을 보면 깜짝 놀라게 되는 것 중 하나가 동명이인이 굉장히 많다는 것이다. 실제로 많은 경우 투약 과정에서 이름이 같거나 발음이 비슷한 환자들 사이에 약이 섞이는 탓에 문제가 발생한다. 나에겐 하나뿐인 이름이지만 약물 차트 속에선 많은 이름 중 하나일 뿐이다. 내 약이 아닌 다른 사람의 약을 먹는 것은 다섯 개의 알[5R] 중 올바른 환자의 원칙에 어긋난다. 다른 원칙도 마찬가지겠지만 이 원칙이 어긋나면 운이 좋아야 그냥 넘어갈 수 있고, 최악의 경우에는 사망할 수도 있다. 예를 들어 페니실린^{Penicillin} 계열의 항생제에 알레르기가 있는 환자가 옆 환자의 나프실린(페니실린 계열) ^{Nafcillin} 약을 잘못 맞게 된다면 심장마비가 올 수도 있다.

이렇게 자신을 위해 처방, 조제되지 않은 약을 맞거나 먹게 되면 사고로 이어질 가능성이 커진다. 물론 다른 환자의 약을 잘못 맞거나 먹는다고 늘 큰 부작용이 뒤따르는 것은 아니다. 하지만 이는 자신의 약을 한 번 거르게 되는 것이므로 결과적으로 치료가 더뎌질 수 있다.

✚ 당신이 궁금한 이야기

"환자 확인, 얼마나 효과가 있나요?"

미국 사우스캐롤라이나(South Carolina) 주의 병원들에서 최근 '마지막 점검(Final Check)'이라는 캠페인을 벌였는데, 약물에 관한 것은 아니지만 '환자 확인' 과정이 얼마나 효과적인지를 보여주고 있다.

'마지막 점검'은 병실을 돌며 환자의 혈액을 채취하는 직원들이 한 환자당 여러 개의 시험관에 피를 뽑다보니, 그 과정에서 주인이 뒤바뀌는 것을 막기 위해 병원에서 세운 치즈다. 혈액이 담긴 시험관의 주인이 바뀐다는 것은 혈액 검사 결과가 바뀔 수 있다는 것을 뜻한다. 멀쩡한 환자가 에이즈 환자로 돌변할 수도 있고, 간염 환자가 필요한 치료를 못 받을 수도 있으며, 심지어는 잘못된 피를 수혈받을 수도 있다. 이 캠페인에 참여한 해당 직원들은 피를 뽑기 전 환자에게 다가가 환자의 이름과 생년월일을 말한 뒤 피를 뽑고, 환자의 팔찌와 시험관을 보고 환자번호 뒷자리 세 자리를 소리내어 말하며 같은 사람의 것인지 확인했다.

뭐가 특별할까 싶은데, 이 캠페인을 통해 혈액의 주인이 뒤바뀌는 오류가 한 달 만에 90%가 감소했고, 세 달 만에 오류의 93%를 막아냈다. 놀라운 성과였다.

이런 '주인 바뀜'을 막기 위해서 병원에선 두 가지 이상의 환자 신원 정보(이름, 환자번호, 나이 등의 조합)를 이용해서 진짜 주인을 확인하고 있다. 그리고 이는 우리가 반드시 지켜줘야 할 치즈이기도 하다. 병원 규모에 따라 환자번호라는 것을 사용하지 않는 곳도 많고, 있더라도 뒷자리를 외우는 것도 만만치 않으므로 아이엠치즈는 환자의 이름과 나이를 대신 이용해 치즈를 지킬 것을 권한다. 주사 약이든 먹는 약이든 약을 전해주기 위해 간호사가 찾아오면 "63세 ○○○입니다."라고 이름과 나이를 강조해 말하도록 하자.

물론 이런 확인이 처음에는 조금 어색할 수 있다. 하지만 한두 번만 해보면 자신감이 붙고 익숙해질 것이다. 막 입대한 군인들처럼 "25번 훈련병 아무개입니다!"라고 딱딱하게 대답하는 게 정 불편하다면 "서른네 살 ○○○이에요…."처럼 이야기하듯이 대답하는 것도 한 방법이다. 중요한 것은 이렇게 말하는 순간 우리는 훨씬 더 안전해진다는 사실이다.

건네받은 약 포장의 이름과 나이를 다시 한 번 확인한다

먹는 약의 경우 약을 건네받은 후에는, 포장에 적힌 환자의 이름과 나이가 맞는지 직접 확인한다. 요즘처럼 전산화된 병원 시스템에선 오타가 잘 생기지 않기 때문에 환자의 이름과 나이 중에서 획 하나라도 다르면 바로 "이 약은 내 것이 아닌 것 같다."며 바로 확인해야 한다. 어찌된 일인지 택배를 받을 때는 당연히 본인 확인을 하면서 내 몸에 들어가는 약을 받을 때는 확인하지 않는 사람들이 많다. 기차표를 살 때조차도 목적지를 확인하면서 말이다.

한 번 약을 받을 때 위의 두 가지, 간호사에게 이름과 나이를 확인하고 약 포장의 이름과 나이를 확인하는 데 걸리는 시간은 10초가 채 넘지 않는다. 일주일을 입원한다면 모두 합쳐 10분도 걸리지 않는 점검이다. 이렇게 복잡한 최첨단 기술이 아닌 간단한 본인 확인이 환자 스스로를, 혹은 우리 아이와 부모님을 안전하게 지키는 가장 중요한 치즈가 된다.

약을 받을 때

약 나올 시간엔 자기 침대에서 기다린다

약물을 사용하는 과정에서 가장 큰 위험요소는 무엇일까? 다양한 약물 사례 분석의 결과들은 모두 한결같이 '주의 분산 Distraction'을 가장 중요한 위험요소로 꼽는다.[11]

---

[11] 주의 분산의 위험은 다른 안전 분야에서도 매우 중요하게 다뤄진다. 운전 중에 휴대폰 통화나 문자를 하지 못하게 법적으로 금지시킨 것도 주의 분산으로 사고가 나는 것을 막기 위해서다.

투약 과정은 병원에서 가능한 어떤 방해도 받지 않는 환경에서 수행해야 하는 중요한 업무 중 하나다. 하지만 주의를 분산시키는 일들이 수없이 벌어지기 때문에 투약 과정을 좀 더 안전하게 돕기 위해 병원에서는 저마다 창의적인 치즈를 세워놓기도 한다. 예를 들면 여객기 조종사들이 주의 분산을 막기 위해 세워놓은 '무균 조종실 Sterile Cockpit'이라는 규칙을 병원으로 가져온 것이다. 비행기는 높은 고도에서 순항 중일 때에는 위험한 상황이 거의 없지만, 낮은 고도에서는 조그만 잘못으로도 추락할 수 있다. 때문에 일정 고도 이하의 낮은 고도로 비행하는 동안에는 조종실 사람들끼리 비행과 관련 없는 어떤 일도 금지한다는 무균 조종실 규칙이 있다. 요즘 미국의 몇몇 병원들에서는 이를 투약 과정에 가져와 약을 나눠줄 때 "투약중입니다. 방해하지 마세요." 같은 문구가 적힌 띠를 미스코리아 참가자들처럼 두르거나, 이런 문구가 적힌 눈에 확 띄는 색의 조끼를 입고 투약을 하러 다닌다.

올바른 약을 전달하려고 노력하는 간호사들을 돕고 스스로가 바른 약을 받기 위해 우리 역시 세워야 할 치즈가 있다. 간호사들은 보통 병실과 병실 안 침대의 순서로 동선을 짜서 약을 들고 오는데, 바로 이 계획된 동선이 깨지지 않도록 돕는 것이다. 먹는 약들은 대부분 식후 30분에 복용하는 것이 많아 식사 시간이 끝날 무렵이면 곧 약이 도착한다. 다른 약들도 하루만 입원해보면 언제쯤 어떤 약이 오는지 감이 오므로 약이 올 시간 즈음이 되면 자기 병실, 자기 침대에 머물도록 하자. 병원에서 사귄 옆 병실 친구와 수다도 떨고 싶고 정원에 나가 따뜻한 햇볕을 쬐고 싶어도 딱 10~20분만 기다리자는 것이다. 어떤 환자들은 자리를 뜨면서 "거기 약 두고 가세요."라고 하기도 한다. 하지만 이것은 스스로의 안전을 완전히 포기해버리는 행동임을 잊지 말자. 본인 확인을 꼭 하고 약을 먹는 환자와 그냥 두고 가라고 하는 환자, 누가 더 안전하겠는가.

급하지 않다면 약을 주러 병실에 들어온 간호사를 방해하지 않는다

또한 일단 간호사가 약을 들고 병실에 들어오면, 그 병실 안의 환자 모두에게 약을 전해줄 때까지 웬만하면 방해하지 않도록 한다. 간호사들의 주의를 분산시키면 우리 자신은 물론 다른 환자들도 위험에 빠뜨릴 수 있다. 담요 한 장만 더 달라는 얘기라면 몇 분만 기다리자. 투약 중에는 무언가 갖다 달라고 간호사에게 말을 해도, 어차피 그 병실의 약을 다 준 후 가져다주므로 결국 기다리는 시간은 마찬가지다. 하지만 이렇게 몇 분을 기다려줌으로써 약물 사고가 발생하는 제1 원인, 투약 시 간호사의 주의가 분산되는 것을 막아 스스로 치즈에 구멍을 뚫는 것을 방지하고 단단하게 치즈를 지킬 수 있다. (물론, 응급 상황은 예외다.)

약을 받은 후

> **어떤 약을 먹고 있는지 (변화를) 이해한다**

지난번과 비교해 무언가 약이 달라졌다거나, 또는 약에 대해 무언가 의문이 든다면 이에 대해 의료진에게 묻고 이해해야 한다.[12] 혹시라도 발생했을 처방이나 조제의 문제를 잡아낼 수도 있지만, 더 중요한 것은 약의 변화를 통해 환자 스스로 치료가 어떻게 달라져 가는지를 알 수 있기 때문이다. 치료의 변화 과정을 이해하는 것은 병원 이용에 있어서 매우 중요한 환자의 권리이자 역할이기도 하다.

아주 적극적인 환자나 보호자는 자신이 먹는 약의 일지를 기록하기도 하는데, 복잡한 약 이름들을 일일이 다 아는 것은 불가능할뿐더러 이것은 병원에서 투약기록지Medication Administration Records, MAR라는 이름으로 간호사들이 잘 챙겨주고 있으니 굳이 환자나 보호자가 기록할 필요는 없다. 기록을 해두고 싶다면 차라리 약 포장을 뜯은 다음 휴대폰 카메라로 사진을 한 장 찍어 놓는 게 훨씬 의미 있는 일이다. 휴대폰 사진에는 시간도 함께 저장되기 때문에 언제 약을 먹었는지에 대한 기록도 남고, 지난번 약 사진과 방금 받은 약을 비교해 달라진 점

---

[12] 입원해 있을 때 먹게 되는 약은 대개 정해져 있다. 수술 직후나 급성 질환을 앓고 있을 때는 비교적 짧은 시간 간격으로 약이 바뀌기도 하지만, 어느 정도 안정이 됐다면 아침에 준 약들과 저녁에 준 약들이 예고 없이 달라질 일은 거의 없다.

이 있어도 금세 찾을 수 있다.

투약한 후

> 본능을 믿어라! 무언가 이상한 기분이 들면 망설이지 말고 물어본다

'오늘 뭔가 이상한데.' 싶은 기분이 드는 날 교통사고가 났다는 머피의 법칙 같은 이야기, 다들 주위에서 들어보았을 것이다. 약간 의심스럽지만 꽤 신빙성 있는 이야기다. 안전 분야의 아버지 격인 영국의 제임스 리즌 James Reason 은 사람들에게는 위험에 대해 본능적으로 감지하는 능력이 있다고 말한다. 의료 분야도 마찬가지여서, 무언가 잘못된 사례들을 분석해봤더니 많은 경우 누군가 한 명은(의사건 간호사건 환자건 혹은 보호자이건) 무언가 이상하다는 느낌을 받았다고 한다.

존스홉킨스 병원에서 발생했던 21개월 여자아이 조시 킹의 사망 사건 때에도, 조시의 엄마는 아이의 상태에 무언가 이상이 있던 것을 누구보다 먼저 알아차렸다. 세계보건기구가 치료 과정에서 환자의 적극적인 참여를 요구하는 이유 중 하나가 바로 이 때문이다. 환자 본인과 보호자는 환자의 상태 변화를 가장 빨리 감지할 수 있는 존재다. 약을 주거나 치료를 하는 과정에 이상이 있을 경우 정확히 무엇이 잘못되었는지는 모르더라도 상당히 정확하게 '잘못되었다'는 것을 느낄 수 있기 때문이다. 미국 병원 인증 기관 TJC The Joint Commission 의 "말하라

Speak Up"라는 전 국가적 환자 안전 캠페인 역시 환자들에게 "무언가 이해되지 않을 때는 반드시 의료진들에게 물으라."고 강조한다. 무엇이든 질문하는 것을 두려워하지 말라는 것이다. 따라서 투약을 하는 중에, 아니면 투약 후에 무언가 이상한 기분이 든다면 망설이지 말고 물어야 한다. 다음 재경이 엄마처럼 말이다.

> 여덟 살 재경이는 탈수 증상이 심해져서 응급실에 찾아왔다. 몸에 물이 모자란 상태이다 보니 하루 종일 소변을 보지 못했다. 진찰을 마친 의사는 우선 링거로 수액을 좀 공급해주고 상태를 지켜보자며 자리를 떠났고, 잠시 후 간호사가 링거를 들고 와서 재경이의 팔에 놔주고 침대 머리맡에 링거를 매달았다. 링거줄 윗부분엔 방울이 똑똑 떨어지는 게 보인다. 간호사는 링거줄을 만지작거려 방울이 무척 빠른 속도로 떨어지게 맞추었다. 그녀는 재경이가 탈수 상태라 우선 수액을 빨리 공급하려는 거라고 설명한 후 다른 환자를 보기 위해 병실을 떠났다.
>
> 잠시 후 응급실 밖에서 사이렌 소리가 들리기 시작하더니, 주황색 제복을 입은 구급대원들이 환자들을 들것에 싣고 들어온다. 교통사고라도 난 것일까. 순식간에 의사와 간호사, 구급대원, 사고를 입은 이들의 가족들로 응급실은 들썩거리기 시작한다. 의학 드라마에서나 보던 광경을 눈앞에서 보게 된 재경이 엄마는 신기하기만 하다. 재경이도 눈을 크게 뜨고 두리번거린다.
>
>

한 시간쯤 지났을까. 응급실은 교통사고 환자들로 여전히 아수라장이다. 재경이 엄마는 아들의 팔에 꽂힌 링거줄을 바라보다 문득 불안해졌다.

"링거 방울이 계속 빨리 떨어지고 있네. 괜찮은 건가?"

물어보고 싶은데, 아까 재경이에게 주사를 놔준 간호사는 교통사고 환자들 사이에서 정신없이 일하고 있다.

'물어봐도 될까? 괜히 방해하는 건 아닐까?'

망설이던 재경이 엄마는 용기를 내기로 했다. 간호사에게 다가가 등을 두드린다.

"저기요, 재경이 링거가 계속 빨리 들어가고 있는 것 같은데… 괜찮은 건가요?"

간호사는 응급실의 컴퓨터에서 뭔가를 확인하더니 재경이에게 가서 링거 속도를 줄여주며 곁에 있던 엄마에게 말한다.

"잘 말씀해주셨어요. 고맙습니다. 마침 속도를 줄여줄 때였어요."

재경이 엄마는 뿌듯한 마음이 들었다. '느낌이라는 것이 맞을 수가 있구나.' 앞으론 이상한게 있으면 망설이지 말고 바로 물어봐야겠다고 다짐한다.

투약 후 몸이 이상하다 느껴지면 바로 말한다

투약 후 의료진에게 당장 알려야 할 이상한 느낌 중에 매우 중요한 것은 바로 약물 알레르기 같은 부작용 증상이다. 몸이 가렵거나 붓거나 숨이 차거나 가슴이 답답한 등의 증상은 먹는 약은 한두 시간 후, 주사라면 주사를 맞은 후 몇 분 안에 나타난다. 병원에서는 이런 상황에 대처할 수 있는 다양한 약물과 장비를 갖추고 있기 때문에 일찍 알리기만 하면 별 탈 없이 좋아질 수 있지만, 반대로 늦어지면 직장인 B씨처럼 기도절개까지 해야 할 수도 있다. 중요한 것은 얼마나 일찍 알게 되느냐인데, 이러한 반응은 결국 환자 본인만이 느낄 수 있는 것이다. 그러니 이상하다 싶으면 망설이지 말고 곧장 말하는 것이 중요하다.

이번 포스팅에선 입원 환자가 세워야 할 치즈에 대해 알아보았다. 이 치즈들만 잘 알고 실천하면 이제 병원에 입원해도 안전하게 내 약을 받고 투약할 수 있다. 다음 포스팅에서는 외래 환자의 약물 안전에 대해 알아보기로 하자.

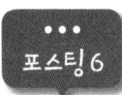

외래 진료를 받는 당신을 위한
아이엠치즈 약물 수칙

    외래 진료는 병원을 이용하는 가장 흔한 형태로, 입원하지 않고 대형 병원에서 일반 진료를 보거나 크고 작은 규모의 동네 병·의원을 이용하는 경우를 모두 포함한다. 외래는 병원을 이용하는 첫 번째 단계와도 같다. 다짜고짜 감기로 입원하진 않지만, 동네 병·의원에서 며칠 치료를 받은 후에도 낫지 않을 경우 큰 병원을 찾아 진료받거나 입원을 한다. 또 몸속에 혹이 있더라도 처음엔 소화가 안 되는 것 같으니 내과를 먼저 방문하고, 발목에 이상이 있어 나중에 수술을 받더라도 가장 먼저는 동네 정형외과를 찾는다. 이처럼 우리는 평소에 매우 자주 외래 진료를 받고 있다.

    문제는 여기서 생긴다. 동네 산책을 가듯 병원에 가는 것은 사실 목숨을 건 오해다. 상대적으로 덜 심한 병으로 외래 진료를 받는 것은 맞지만 그 덜 심한 병에 쓰이는 약이 '덜 위험한 약'은 절대 아니기 때문이다. 오히려 약물 이용에 있어서는 외래 환자들의 치즈 역할이 더 강조된다. 그 이유에 대해서는 이제부터 아래 그림을 통해 이해해보자.

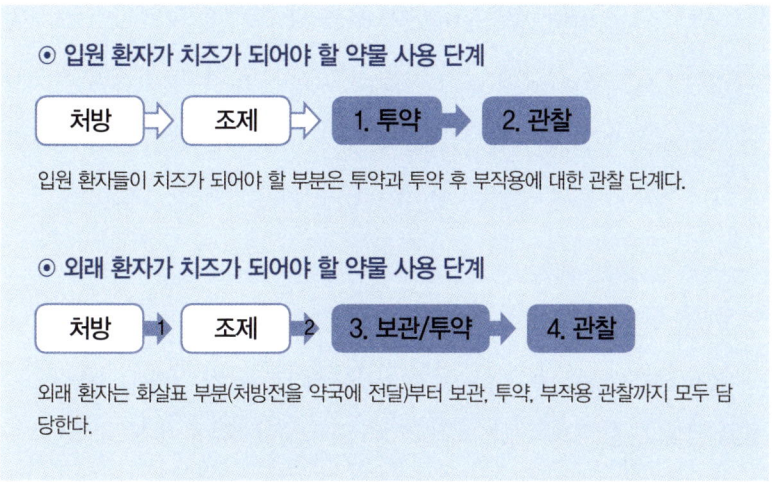

그림에서 색이 있는 부분은 환자의 역할이 중요한 단계들로, 이 단계에서는 병원의 도움 없이 우리 스스로 치즈가 되어야만 한다. 이제부터 외래 환자의 약물 수칙에 대해 자세히 알아보자. 외래 환자의 치즈는 처방전을 약국에 전달하는 단계부터 시작된다.

진료 후 처방전을 받을 때

처방전을 받고 나면 바로 본인의 이름과 주민등록번호를 확인한다

진료실에서 의사를 만난 후 대기실에서 기다리고 있으면 처방전을 가져가라고 이름을 부르는데, 이때 굉장히 흔하게 발생할 수 있는 문제가 바로 다른 이의 처방전을 받아 오는 경우다. 환자 본인이 자신의 이름을 부르는 줄 착각해 남의 것을 들고 오기도 하고, 이름이 비슷하거나 다른 환자가 내 처방전을 먼저 가져가 나 또한 남의 처방전을 받게 되는 경우가 종종 생기는 것이다. 바로 다음의 예처럼 말이다.

> 26세 김지연 환자는 대기실에서 한 시간을 기다린 후 겨우 상담을 마쳤다. 유명한 병원이다 보니 매번 오래 기다려 겨우 5분 진료받는 게 불만스럽지만 그래도 친절한 상담에 만족하며 진료실을 나선다. 차례가 지나가버릴까 봐 아까부터 한 시간 내내 참았던 화장실을 다녀오니 마침 접수 창구에서 이름을 부르며 처방전을 가져가라고 한다. 그녀는 '타이밍 좋네.'라고 생각하며 얼른 처방전을 받아 핸드백에 넣고 병원 밖으로 나온다.
> 같은 시각, 같은 병원에서 진료를 받고 처방전을 기다리던 42세 김지현 환자. 이름이 들린 것 같아 받으러 가려던 찰나 젊은 아가씨 한 명이 뛰어나
>
>

가 처방전을 받는다. '내가 아니었나봐.' 그녀는 속으로 생각한다. 잠시 기다리니 자기 이름처럼 들리는 이름을 부른다. 재빨리 처방전을 받아 나와 근처 약국에 제출한 뒤 의자에 앉아 기다린다. 잠시 후 약을 받고 약사로부터 어떻게 먹으라는 설명을 듣던 그녀는 이상한 생각이 든다. 기침 때문에 병원에 갔는데 약사는 따로 포장된 알약들을 보여주며 "이건 속이 쓰릴 때만 드시면 돼요."라는 거다. 뭔가 잘못된 것을 느낀 그녀는 약사에게 물어본다.

"이 약 맞나요? 기침 때문에 병원에 간 건데."

자세히 보니, 봉투에 써 있는 이름은 김지현이 아닌 김지연. 약사는 처방전을 다시 확인해 보여준다. 이름도 다르지만 적혀 있는 주민등록번호는 전혀 다른 사람의 것이다. 약사는 병원에 전화를 걸고, 병원 간호사는 방금 전까지 병원을 찾았던 환자 목록을 확인하더니 지연 씨와 지현 씨의 처방전이 바뀐 것 같다고 한다. 김지현 환자는 다시 병원으로 돌아가 본인의 처방전을 발급받고 맞는 약을 찾아간다.

문제는 김지현 환자의 처방전을 받아간 김지연 환자. 요즘은 개인정보 보호를 위해 병원에 전화번호나 이메일 같은 연락처를 남기는 것이 환자의 선택에 달려 있는데, 그녀는 아무것도 적지 않았다. 간호사는 난감하다. 지연 씨가 자신의 약이 아닌 것을 발견하고 병원에 다시 와주지 않으면 바뀐 약을 계속 먹게 될 것이기 때문이다.

과연 김지연 씨는 어떻게 되었을까? 약이 바뀐 것을 모르고 일주일 내내 계속 김지현 씨의 약을 먹었을까, 아니면 약국에서 이를 발견하고 제대로 다시 받아갔을까?

입원 때와는 달리 외래에서는 처방전을 잘못 받으면 일주일치 약의 경우 일주일 내내 남의 약을 먹게 된다. 게다가 병실에서처럼 약이 잘못 들어가서 생기는 알레르기나 부작용에 대해 즉시 대처해줄 수 있는 의료진도 없기 때문에 일단 잘못되면 더 위험해질 수 있다.

따라서 처방전을 받자마자 해야 할 일은 재빨리 본인의 이름과 주민등록번호를 눈으로 확인하는 것이다. 이렇게 그 자리에서 확인하는 것이 처방전이 바뀌었을 때 가장 빨리, 그리고 안전하게 바로잡을 수 있는 방법이다. 더구나 내가 잘못 가져오면 나뿐 아니라 원래 처방전의 주인에게 연쇄적으로 피해를 줄 수 있기 때문에 즉시 확인하는 것이 중요하다.

처방전이 바뀌는 것을 막기 위해 몇몇 대형 병원들에서는 병원의 처방처리 기계에 환자번호를 입력하고(혹은 환자 카드를 넣고) 원하는 약국을 고르면, 처방이 그 약국으로 자동 전송되는 시스템을 이용하고 있다. 환자가 처방전을 약국에 갖다줄 필요 없이 진료를 마치고 해당 약국에 도착하면 이미 조제가 끝나 있어 가져가기만 하면 되는 것이다. 환자 입장에서는 기다리지 않아서 편하겠지만 실제로 그런 시스템을 설치한 병원의 의도는 편리함뿐 아니라 처방전이 잘못 전해지는 위험요소를 막아줄 가장 확실한 치즈를 설치하는 데 있다.

여기서 한 가지 기억해야 할 것! 해킹이나 개인정보 보호 문제가 이슈인 요즘은 병원에 연락처를 남기는 것 자체를 꺼리는 사람들이 많다. 하지만 그럴 경우 위의 예처럼 무언가 잘못된 것을 병원이 발견했을 때에도 연락을 해줄 수 없다는 단점이 있다. 선택은 본인의 몫이지만 연락처를 남기는 것도 안전의 치즈에 해당한다는 것을 기억하자.

약국에서 약을 받을 때

> **약 포장에 적힌 이름과 주민등록번호(혹은 나이)를 확인한다**

병원에서 받은 처방전을 약국에 제출하면 잠시 후 내 이름이 불리고 약을 받게 된다. 이때 처방전이 바뀌는 것과 같은 일이 다시 벌어질 수 있는데, 바로 남의 약을 받아 오는 경우다. 물론 원래 약의 주인도 내 약을 잘못 받아 가게 될 수 있다. 이런 위험을 막기 위해 우리가 약국에서 약을 받으며 세워야 할 치즈는 진료 후 처방전을 받을 때와 동일하다. 약 포장에 적힌 이름과 주민등록번호, 혹은 나이를 한 번 더 확인하는 일이다.

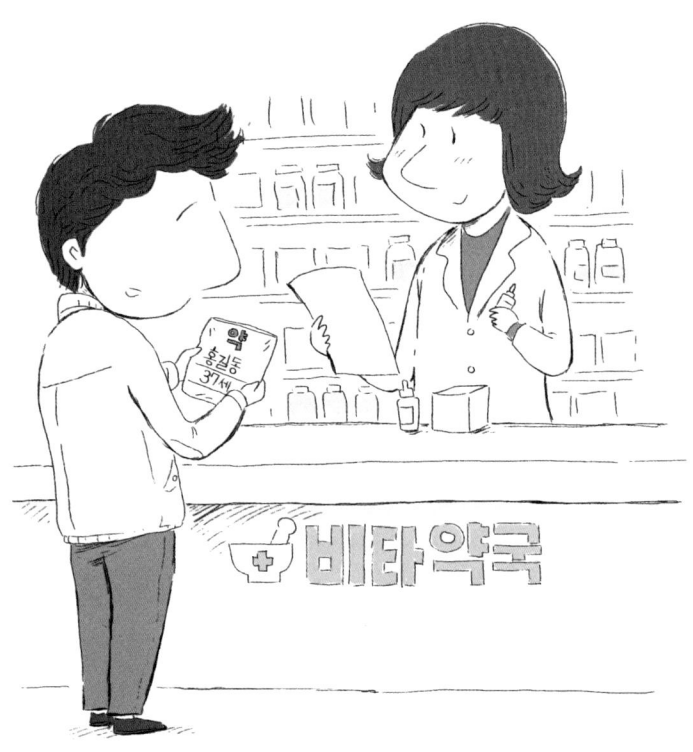

약사에게 복약 지도를 들으며 의사에게 들은 내용과 일치하는지 확인한다

약을 받을 때 기억해야 할 또 한 가지의 중요한 치즈는 바로 복약 지도에 관한 것이다. 복약 지도는 약사가 조제된 약을 내줄 때 이 약은 어떤 약이고, 어떻게 복용하라는 등을 설명해주는 과정을 말한다. 대부분의 약은 식후 30분에 먹는다고 생각해 복약 지도에 크게 의미를 두지 않는 사람들이 많은데, 사실 이 단계는 약물을 안전하게 이용하기 위해 전문 의료진의 도움을 받을 수 있는 중요한 치즈이자 마지막 기회의 관문이다. 잠시 다음의 사례를 살펴보자.

32세 K는 몇 주째 이어지는 고된 업무에 눈에 심한 통증을 호소하며 인근 안과를 찾았다. 공막염이라고 하는 생소한 면역성 안과 질환이란다. 의사는 먹는 약 하나와 안약 하나를 처방했다. 또한 먹는 약은 속이 쓰릴 수 있으니 음식과 함께 먹으라고 덧붙였다.
K는 대충 두 가지 약이 처방되는 것을 확인한 뒤 처방전을 근처 약국에 제출하고 기다린다. 약사가 이름을 부르고 약을 내주며 이 두 가지 약을 어떻게 눈에 '넣는지'에 대해 설명한다. 하나는 스테로이드성 안약, 다른 하나는 비스테로이드성 소염진통제라고 한다.
'어? 의사가 분명 먹는 약 하나, 눈에 넣는 약 하나라고 했는데……'

> K는 순간 이상하다는 생각이 든다. 약사에게 말하자 처방전과 약 포장을 꼼꼼히 비교하더니 아무 이상이 없다며 병원으로 전화를 건다. 의사와 통화한 약사의 대답.
> "처방이 잘못 나갔대요. 병원에 전산처방시스템이 설치된 지 얼마 안 되어서 그랬는지, 비스테로이드성 소염진통제는 먹는 약으로 나가야 하는데, 둘 다 넣는 안약으로 처방이 나왔다고 하네요. 정말 잘 알려주셨습니다."

이 사례에서 K씨는 처방 과정에서 생긴 문제점을 잡아냈다. 아무 생각 없이 있었다면 그냥 약을 받아와 두 가지 약을 모두 눈에 넣으며 치료했을 것이다. 하지만 진료실에서 의사가 두 가지 다른 약을 처방할 것이라고 한 말을 기억해두었다가, 약사의 설명과 의사의 말이 다르다는 사실을 발견해낸 것이다.

우리 역시 K씨처럼 약사의 복약 지도와 진료실에서 의사가 말해준 약물 계획에 다른 점을 발견하면 바로 약사에게 문의해야 한다. 이렇게 복약 지도는 외래에서 약물을 이용하는 모든 과정에서 생길 수 있는 위험요소(처방전을 잘못 받아 가서 생기는 문제 등)를 점검하는 역할을 한다.

자, 여기까지만 제대로 하면 나를 위한 옳은 약을 받은 셈이다. 다섯 개의 알[5R], 5하원칙이 잘 지켜지고 있다는 것!

약을 보관하거나 투약할 때

> **쉽지만 지키지 않으면 치명적인 수칙: 약물을 안전한 곳에 보관한다**

입원 때와는 달리 외래 환자들은 투약 과정 자체에는 잘못될 일이 거의 없다. 복약 지도 때 들은 대로 하면 되는데, 혹시라도 이를 잘 듣지 못해 복약 방법에 의문이 들면 반드시 약사에게 묻도록 하자. 어떤 약은 식전 공복에 먹어야 효과를 내는 것도 있고, 특정 두 가지 약 사이에 최소한 몇 시간의 차이를 둬야 하는 경우도 많다. 더불어 함께 먹으면 안 될 식품들까지 복약 지도를 잘 이해하면 훨씬 더 안전해질 수 있다.

그런데 투약 직전 〈보관〉 단계에서 안전의 치즈에 구멍이 뚫릴 수 있다. 보통의 성인들은 그럴 리 없지만 아직 이성적인 판단력이 부족한 어린아이들과 연로하신 어르신들의 경우가 그렇다. 무엇이든 입에 집어넣고 보는 1~2세 나이의 아이들이 달콤한 시럽약을 먹어보곤 맛있다며 약병을 원샷으로 들이키거나, 엄마가 먹는 약을 집어삼킨 사고들은 많이 들어보았을 것이다. 이런 사고들은 약을 아이들의 손이 닿지 않는 데 보관하거나 아이들이 열기 힘든 뚜껑을 가진 약통에 보관하는 것으로 예방할 수 있다. 한편 나이 든 어르신들도 웃지 못할 상황을 연출하곤 한다.

40세 김경희 씨에게는 무릎이 불편한 친정 어머니와 치매에 걸린 친정 아버지가 있다. 몇 년째 관절약을 먹는 어머니를 모시고 병원을 다니는 경희 씨는 최근 어머니가 제 날짜에 약을 복용할 수 있도록 번뜩이는 아이디어를 냈다. 받아온 약 봉투를 달력에 하나씩 접착 테이프로 붙이는 것이다.
"엄마, 저 날짜들 되면 아침마다 그 날짜에 있는 봉투 뜯어서 약 챙겨 드세요."
한 달치 약들이 달력에 쪼르록 붙어 있는 게 은근히 귀엽기도 하다. 그동안 약을 자주 빠뜨리고 안 드셔서 불안했는데 이렇게 약이 눈에 잘 띄게 해드렸으니 스스로도 잘했다 싶다.
다음 날 아침. 경희 씨에게 전화가 왔다. 다급한 목소리의 친정 어머니였다.
"아빠가 안 움직여. 흔들어도 안 깨네. 어떡하니? 숨은 쉬고 있는 것 같은데……."
경희 씨는 당장 택시를 잡아타고 친정집으로 향했다. 동시에 119에 전화를 해서 집 주소를 알려주며 당장 와달라고 말했다. 경희 씨가 문을 열고 있는데 119 구급대가 도착했다. 안방에 들어가니 아버지는 물에 젖은 천 모양으로 아무 기운 없이 누워 있었고 어머니는 옆에 앉아 어쩔 줄 몰라 하고 있었다.
구급대는 아버지의 심장이 뛰고 있는 것을 확인하더니 들것을 펴고 늘어진 아버지의 몸을 옮겨 실으며 어머니에게 무슨 일이 있었냐고 묻는다. 영문을 모르겠다는 어머니. 아버지가 가벼운 치매 때문에 기억을 잘 못하고

> 엉뚱한 행동을 한 적은 종종 있지만 이렇게 몸을 못 가누는 것은 처음이라고 말한다. 구급대원들은 곧 아버지를 실은 들것을 들고 문을 나서고, 따라 나서던 경희 씨는 달력에 붙여놓은 약들이 사라진 것을 보고 화들짝 놀랐다. 아버지가 어머니의 한 달치 약들을 몽땅 먹어버린 것이다.

다행히 김경희 씨의 아버지는 별 탈 없이 응급실에서 퇴원했다. 웃을 수도, 울 수도 없는 이 사례는 약물을 안전하게 보관해야 한다는 치즈가 우리 스스로는 물론 가족을 위해서라도 더욱 철저하게 세워져야 함을 알려준다.

증상이 같다고 약을 나눠 먹지 않고, 모르는 약을 먹을 때는 사진을 찍어둔다

또 한 가지 약을 먹을 때 주의해야 할 사항은 바로 증상이 같다고 약을 나눠 먹는 경우다. 이는 다섯 개의 알 5R, 5하원칙을 모두 무너뜨리는 행동으로, 처음 포스팅에 등장했던 B씨처럼 특정한 약물에 대한 알레르기로 사고가 발생할 수 있는 위험 행동이다.

특히 적은 양의 약에도 큰 영향을 받는 어린아이들은 올바른 용량이 중요하다. 간혹 큰 아이가 아프다고 받아 온 약을 둘째 아이가 같은 증상일 때 나눠 먹이는 경우가 있다. 처방전 없이 약국에서 파는 약들은 적혀 있는 대로 사용하면 문제가 없지만 처방을 받아 봉투에 담겨 나오는 약들은 환자들이 알아서 용량을 조절하기가 힘들다. 약은 체중에 맞춰 용량을 굉장히 미세하게 조정하기 때문에 두 살짜리 형과 한 살 동생이 먹어야 할 약 용량은 아주 큰 차이가 난다. 형의 약을 반으로 나누어주는 것도 무의미한데, 실제로 소아과 의사들은 이런 경우가 매우 잦다며 환자의 보호자들이 주의해야 한다고 말한다.

단체로 관광을 가는 할아버지, 할머니들이 버스 안에서 서로의 건강 증상을 이야기하며 약을 교환하는 풍경도 흔하다고 하니, 약물 안전에 관해 부모님을 챙겨드리는 일도 잊어서는 안 되겠다.

행여 남의 약을 먹게 된다면 가능하면 먹기 전에 해당 약 사진을 찍어두도록 하자. 혹시 잘못되어 병원에 실려가면 증상의 원인을 밝혀내고 어떤 약에 대한 반응인지 아는 것이 중요하기 때문이다. 이때 약 사진은 그 자체로 기록이 되고, 사진으로 어떤 약인지 검색해내는 프로그램을 쓸 경우에도 큰 도움이 된다.

투약한 후

예방 주사 등의 치료를 받고 30분 정도 병원 근처에 머무르며 관찰한다

마지막은 입원 환자와 마찬가지로 투여한 약에 알레르기 같은 부작용이 생기지 않는지를 관찰하는 단계다. 차이가 있다면 병원에선 뭔가 이상하면 간호사에게 말하면 그만이지만, 외래에서 약을 쓰는 경우는 그게 불가능하다는 점이다. 약물 복용 후 한두 시간 내에(혹은 즉시) 호흡이 가빠와 숨을 쉴 수 없다거나, 가슴이 벌렁벌렁 한다거나, 몸의 어느 부분이 지나치게 붓거나, 가렵거나 반점이 생기는 등 심상치 않은 반응이 나타나면 바로 병원에 전화하고 증상이 심하면 응급실을 찾아가야 한다. 약물에 의한 알레르기는 사실 본인이 그 약에 알레르기가 있는지 모르기 때문에 무섭다. 늦은 밤, 비오는 밤, 무척이나 졸린 밤 약물 부작용이 일어나면 '30분만 기다려보고, 더 나빠지면 어떻게 하지 뭐.'라는 생각이 들 수도 있는데 30분이면 약물 부작용으로 사망에 이르는 데 아주 충분한 시간이라는 것을 잊지 말자.

요즘은 대형 병원을 중심으로 예방접종을 맞는 아이들의(태어나서 2년 정도까지는 필수 예방접종 스케줄이 아주 빡빡하다.) 알레르기 반응을 관찰하기 위해 최소 30분은 병원에서 머무르게 하는 경우도 있다. 주사약은 먹는 약에 비해 알레르기 반응이 훨씬 빨리 나타나기 때문에 30분 정도 머무르며 관찰해보고 아무 이상이 없으면 집에 가면 된다. 사실 이런 방법은 환자 안전 측면에서는 매우 효과적이지만, 규모가 작은 동네 병원을 찾았을 때는 실행하기가 힘들다. 대기실이 넓은 것도 아닌데다 따분한 병원 대기실에 아이를 30분 동안 붙잡아놓는 것도 큰일이기 때문이다. 중요한 것은 그 30분 동안 물리적으로 병원 안에 머물러야 한다는 게 아니다. 보호자가 그 시간 동안 아이와 함께 있으면서 아이가 이상한 반응을 보이는지 등을 지켜보고, 행여 그렇다면 병원에 연락하고 아이를 다시 병원에 데려가는 것이다. 따라서 예방주사를 맞고 나와서 최소 30분은 여차하면 병원에 데리고 갈 수 있는 인근에 머무는 것이 좋겠다. 성인의 경우도 마찬가지다.

> 다시 보는 약물 안전의 치즈! 📁 **요점 정리**

다섯 개의 알(5R)
약물 안전을 위한 치즈

입원 환자의 아이엠치즈 약물 수칙

약을 받기 전
- ✓ 약을 받기 전, 나이와 이름을 간호사에게 반복해 말한다.
- ✓ 건네받은 약 포장의 이름과 나이를 다시 한 번 확인한다.

약을 받을 때
- ✓ 약 나올 시간엔 자기 침대에서 기다린다.
- ✓ 급하지 않다면 약을 주러 병실에 들어온 간호사를 방해하지 않는다.

약을 받은 후
- ✓ 어떤 약을 먹고 있는지 (변화를) 이해한다.

투약한 후
- ✓ 본능을 믿어라! 무언가 이상한 기분이 들면 망설이지 말고 물어본다.
- ✓ 투약 후 몸이 이상하다 느껴지면 바로 말한다.

외래 환자의 아이엠치즈 약물 수칙

진료 후 처방전을 받을 때
- ✓ 처방전을 받고 나면 바로 본인의 이름과 주민등록번호를 확인한다.

약국에서 약을 받을 때
- ✓ 약 포장에 적힌 이름과 주민등록번호(혹은 나이)를 확인한다.
- ✓ 약사에게 복약 지도를 들으며 의사에게 들은 내용과 일치하는지 확인한다.

약을 보관하거나 투약할 때
- ✓ 쉽지만 지키지 않으면 치명적인 수칙: 약물을 안전한 곳에 보관한다.
- ✓ 증상이 같다고 약을 나눠 먹지 않고, 모르는 약을 먹을 때는 사진을 찍어둔다.

투약한 후
- ✓ 예방 주사 등의 치료를 받고 30분 정도 병원 근처에 머무르며 관찰한다.

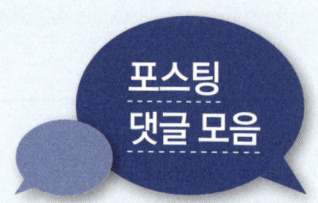

포스팅 댓글 모음

아이엠치즈는 어떤 의견이든 환영합니다! 약물 안전에 대해 자유롭게 얘기해주세요.

댓글 1 병원에 몇 번 입원한 적이 있습니다. 병원에서 지내면서 느낀 불만 중 하나는 "저 간호사들은 내가 입원한 지 벌써 며칠째인데 내 얼굴을 못 알아보는 거야!"였습니다. 뻔히 아는 얼굴인데도 약을 주러 와서 매번 "이름이 어떻게 되세요? 생년월일은요?" 같은 질문을 하니 "도대체 이 병원은 환자를 대놓고 무시하는 건가?" 하며 짜증을 부린 적이 여러 번 있었습니다. 얼마 전 우연히 〈아이엠치즈〉에서 약물 안전 포스팅을 읽고서야 이런 질문들이 안전을 위한 것이라는 사실을 알았네요. 결국 이름과 나이 등을 계속 묻는 병원이 안전하고 좋은 병원이다, 이거죠?

아이엠치즈 이전까지 그 이유를 몰랐다면 이제부터 아시면 되는 겁니다! 지금 계시거나 다니시는 병원에서 '이름과 생년월일'을 묻는다면 계속 그 병원을 이용하도록 하세요. 아이엠치즈에서 알려드린 '이름과 나이'라는 원칙은 두 가지 이상의 방법으로 환자 신원 확인 절차를 거치자는 게 핵심이에요. 동명이인이나 비슷한 이름이 많기 때문에 이름과 함께 나이나 생년월일 등을 확인해 이중으로 점검하자는 것이죠. 지금 다니고 계신 병원이 그 좋은 예이고, 병원마다 약간의 차이는 있을 수 있습니다. 앞으로 입원하시게 되면 부끄러워하지 말고 아이엠치즈 수칙대로만 해보세요. 아마 병동 간호사들 사이에서 모범 환자로 소문나게 될 테니까요!

댓글 2 글을 읽고 나서 며칠 후 아이 목감기로 동네 소아과에 다녀왔어요. 대기실에 앉아 기다리면서 진료가 끝난 사람들이 어떻게 행동하나 무심코

지켜봤어요. 이전에는 처방전이 바뀔 수 있다는 건 상상해본 일이 없어서 몰랐는데, 병원이 붐비는 탓인지 정말 사람들이 처방전을 받자마자 확인도 안 하고 가방에 넣고 나가더라고요. 아무튼 저는 우리 아이 처방전이 맞는지 여러 번 확인하고 나왔습니다. 괜히 뿌듯하더라고요.

아이엠치즈 정말 잘하셨습니다. 일부러 남의 처방전을 받아가는 환자는 절대 없을 거예요. 단지 지금까지 병원에서 안전을 위해 지켜야 하는 것들에 대해 배운 적이 없었던 것뿐이죠. 남의 처방전을 받아오는 것은 또 다른 환자에게 잘못된 처방전이 가게 만드는 것일 수도 있으니 더욱 주의해야 합니다. 이번에 하신 것처럼 처방전을 받으면 당장 이름과 주민등록번호를 확인하는 것을 잊지 마세요. 아이엠치즈에서는 앞으로도 병원 안전에 대한 이모저모에 대해 알려드릴테니 출석 체크!

댓글 3 주로 먹는 약에 대해 설명하셨는데, 주사를 맞을 때는 따로 주의할 게 없나요? 주사 맞을 때도 내 약인지 확인해야 하나요?

아이엠치즈 주사제를 맞기 전 역시 이름과 나이를 확인을 해야 합니다. 오히려 먹는 약보다 더 적극적으로 확인해야 하는데요, 흔히 '링거'라고 부르는 병을 매달아놓고 줄을 꽂는 약들은 환자의 혈관으로 바로 들어가는 것이기 때문에 의료진들도 굉장히 주의를 합니다. 약 용량이 정밀하게 들어가야 하는 경우엔 링거줄에 기계를 연결해두기도 하는데 이를 흔히 펌프(Pump)라고 부릅니다. 정확한 용량이 정확한 시간 동안 주입될 수 있도록 하는 기능 장치죠. 이렇게까지 정밀할 필요가 없을 때는 1분에 몇 방울씩 들어가느냐의 식으로 계산하기도 합니다. 대부분은 이것만으로도 충분한데요. 가끔 간호사들이 링거병에서 떨어지는 방울들을 잠시 동안 가만히 보고 있을 때가 있는데, 그게 바로 방울 수를 계산해서 정확한 용량의 약이 환자의 몸에 들어가고 있는지를 확인하는 것입니다. 이럴 때 가능한 간호사를 방해하지 않도록 하는 것 역시 우리 스스로 안전해지는 방법입니다.

댓글 4 아이엠치즈 포스팅을 읽고 약물의 처방, 조제, 투약 단계에 대해 처음 알게 되었습니다. 궁금한 것이 생겼는데, 병원에는 수백, 수천 명의 환자들이 입원해 있지 않습니까? 이들에게 하루 세 번씩 약을 준다고 하면 하루 몇 천 건의 약이 되는 건데, 병원에선 이 많은 약들을 어떻게 처리합니까? 병원 약국에서 조제를 한 다음 어떻게 병동으로 배달되는 건가요? 상상이 잘 안 되네요.

아이엠치즈 맞습니다. 매우 큰 규모의 일이에요. 중국집에 하루 천 명의 손님이 오는데 모든 손님들이 하루에 자장면을 열 그릇씩 먹는다고 생각해보세요. 그런데 자장면은 특별한 주문을 넣지 않는 이상 주인이 뒤바뀌어도 상관이 없잖아요? 하지만 약은 전혀 그렇지가 않습니다. 1천 병상(병원의 침대가 1천 개인 대형 병원)의 병원에서 하루 세 번 약을 준다고 하면 정확한 주인에게, 정확한 약이 배달되는 것이 3천 번 이뤄져야 하니까요. 그래서 병원들은 다양한 방법을 고안해 이용하고 있습니다. 예를 들면 한 병동에 가는 약을 한 카트에 실어 보내는데, 그 카트에는 여러 줄의 서랍이 있고 각 서랍은 여러 개의 칸으로 나뉘어 있어 각 칸에 각 환자에게 갈 약이 담기게 됩니다. 즉, 제6병동에 6인실이 열 개 있다면, 여섯 칸으로 나뉜 서랍 열 개가 한 카트에 실리고, 이 카트가 통째로 제6병동으로 배달되는 식입니다. 각 칸에는 환자 이름과 주민등록번호(환자번호)가 적혀 있고요. 요즘은 병원 건물을 설계할 때부터 이런 시스템들을 잘 구성할 수 있도록 고려하고 있습니다. 세계적인 병원 설계업체들 중에는 자체적으로 환자 안전을 담당하는 부서를 가지고 있는 곳도 있고요.

댓글 5 예전에 어딘가에서 "고위험 약물"이라는 말을 들은 적이 있어요. 이름부터 섬뜩한데, 그게 도대체 뭔가요? 약 자체가 위험하다는 건지, 내가 어떤 약에 대해 더 조심해야 한다는 건지요? 모든 약이 중요하다고 했지만 혹시라도 그런 고위험 약물이 따로 있고 내가 그런 약을 먹거나 맞고 있다면 미리 알고 있는 것이 도움이 될 것 같아서요.

- 🦉 **아이엠치즈** 고위험 약물은 말부터가 뭔가 위협적이죠? 약을 사용할 때 작은 착오도 허용되지 않는 약들을 특별히 고위험 약물(High Alert Medication)이라고 부릅니다. 포스팅에서 언급한 '비슷한 이름의 약물'과 함께 국제환자안전목표(International Patient Safety Goals)에서도 중요하게 다루고 있는 이슈죠. 약에 더 위험한, 덜 위험한 게 무슨 의미일까 궁금하실 텐데, 예를 들면 이런 식입니다. A약은 보통 한 번에 한 알을 먹는 게 정량이라고 합시다. 그러면 그 한 알로 기대하는 효과가 있을 텐데, 실수로 두세 알을 먹는다고 해서 갑자기 부작용이 나타나지는 않는 경우가 많습니다(물론 이런 약들도 많이 먹으면 위험해질 수 있으니 정량 이상 먹는 건 좋지 않죠). 그런데 어떤 약들은 이 차이가 굉장히 작은 경우가 있어요. 이런 약들은 들어가는 약의 용량이 조금만 많아도 환자에게 문제가 생길 수 있기 때문에 "한 알 드세요."가 아니라 환자의 체중이나 몸 상태를 고려해서 미세하게 양을 조절합니다.

  전해질 용액, 혈액 응고를 막는 약품, 항암제 등이 주로 언급되는 고위험 약물의 예인데요. 이 목록들은 사실 의학 전문가들을 위한 리스트라고 볼 수 있습니다. 다른 약물과 상호작용을 일으킬 수 있고, 치료나 검사의 결과에 영향을 미칠 수 있는 약물 등을 고려하고 주의하기 위한 리스트이기 때문이죠. 환자 입장에서는 고위험 약물의 목록을 인터넷으로 찾아 일일이 체크한다고 해도 그걸 항상 기억할 수도 없을뿐더러 따로 조심하기에도 무리가 있습니다. 결국 환자들에겐 '더 주의해야 하는 약'이 따로 있다기보단 모든 약을 조심해서 사용하고, 올바른 처방이 나올 수 있도록 자신이 쓰고 있거나 쓴 적이 있는 약물에 대한 정보를 진료 의사에게 제대로 전해주는 것, 그리고 약사의 복약지도대로 정확히 투여하는 것이 중요할 것입니다.

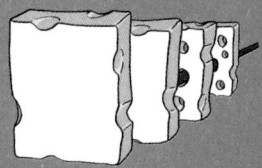

" 자신의 정보를 빠뜨리는 것은
안전의 치즈를 통째로 포기하는 것이나 다름없다! "

두 번째 치즈

생명을 건 5분

▶ 진료실 이야기

- 포스팅1 슬픔으로 가득 찬 B 할머니의 칠순 잔치 이야기
- 포스팅2 아이엠치즈 진료실 전반전(Give) 수칙: 진료실엔 족보가 있다
- 포스팅3 아이엠치즈 진료실 전반전(Give) 수칙: 똑똑한 대답의 기술
- 포스팅4 아이엠치즈 진료실 후반전(Take) 수칙: 준 만큼 받아오자
- 포스팅5 아이엠치즈 진료실 후반전(Take) 수칙: 잊지 말아야 할 세 가지
- 요점 정리 다시 보는 진료실 안전의 치즈!
- 포스팅 댓글 모음
- 스페셜 포스팅 100만의 추락: 낙상 이야기
- 스페셜 포스팅 댓글 모음

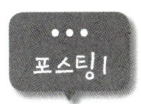

슬픔으로 가득 찬 B 할머니의
칠순 잔치 이야기

2011년 1월의 어느 날 밤 9시.

B는 묘한 기분이었다. 다 자란 두 아들과 두 딸들, 그리고 손주들까지 모여 칠순 잔치를 해준 밤. 넉넉한 살림은 아니었지만 자식들은 잘 자라주었고 손주들도 예쁘기만 하다. 3년 전 심근경색으로 저 세상에 간 남편이 유난히 생각나는 날이다.

오늘은 큰 아들네 집에서 자기로 했다. 날이 밝으면 아들네 가족과 칠순 기념 온천 여행을 가기로 했는데 B는 아직도 소녀처럼 여행이란 단어에 설레는 것인지 잠이 잘 오지 않는다. 왠지 가슴이 두근거린다.

밤 11시. 가슴 두근거림이 점점 심해지는 느낌이다. 아무래도 이상하다 싶어 거실에서 TV를 보고 있던 아들에게 증상을 얘기한다. 곧 아들의 얼굴엔 근심이 가득 찬다. 아버지를 심근경색으로 잃었으니 그럴 만도 하다. '괜히 말했나.' 싶은 생각이 잠시 스친다. 아들은 방에서 자고 있던 아내를 깨워 걱정이 되니 어머님 모시고 병원에 다녀오겠다고 말한 뒤 B를 부축해 집을 나선다.

차를 타고 50분 남짓 운전해서 도착한 곳은 Z 대학 병원 응급실. 이곳은 교외에 위치한 아들의 집에서 제일 가깝고 큰 응급실이기도 하다. B는 남편이 아플 때 이 병원에 보호자로 따라왔던 기억에 기분이 좋지 않다. '나는 괜찮겠지?' 왠지 불안해진다.

의사는 증상을 듣더니 심전도(EKG)라는 것을 찍자고 한다. 팔다리 그리고 가슴에 전극을 붙여 심장의 움직임을 기록하는 검사로, 검사 결과 '심방세동'이라는 진단이 나왔다. 심장의 한 부분인 심방이 불규칙하게 뛰는 것으로, 나이가 있는 사람들에게서는 제법 흔하게 생기는 질환이라고 한다. 의사는 심장에 전기적 충격을 주어 심방세동을 없애는 치료인 심율동전환(Electrical Cardioversion)을 하는 게 좋겠다고 한다.

계속해서 의사는 B에게 이런저런 질문을 한다. 다른 병을 앓은 적이 있느냐, 당뇨나 고혈압 치료를 받느냐, 먹고 있는 약이 있느냐는 등의 질문이다. 항상 어머니를 지극히 챙기는 아들이 대신 대답한다. 특별히 앓고 있던 병은 없지만 체력이 좀 약한 편이라 작년에도 한 번 침대에서 일어나다가 크게 넘어졌던 일이 있었다는 것까지 자세하게 말했다. B는 자신에 대해 자세히 알고 있는 아들이 새삼 고맙다.

그렇게 심율동전환 치료를 받은 B는 건강한 상태로 기분 좋게 집으로 돌아간다. 아들 내외는 다음 날 멀리 여행을 가는 건 무리라고 판단하고 일정을 미루기로 한다.

다음 날 오후, 아들의 집에서 쉬고 있던 B는 어지러움을 느낀다. 아무래도 어제 잔치에 병원행까지 이래저래 피곤했던 모양이다. 시간이 갈수록 점점 더 어지러워지는데, 왠지 아들과 며느리에게 말하긴 좀 그렇다. 어젯밤에도 그 난리를 치고 병원에 갔다 왔는데…, 게다가 치료를 잘 받고 왔으니 '좀 기다리면 나아지겠지.'라고 생각한다.

30분 정도가 지났는데도 상황은 나아지지 않는다. B는 부엌에 있는 며느리에게 얘기하려고 소파에서 일어나 몇 걸음을 떼다가 중심을 잡지 못하고 거실 바닥에 쿵 하고 주저앉고 만다. 비명 소리에 달려온 아들과 며느리는 B의 상태가 심상치 않음을 느낀다.

비상 깜빡등을 켜고 최대한 속력을 내 다시 도착한 병원. 하지만 B는 이미 말을 하지 못하는 상태다. 여러 명의 의사와 간호사들이 달려와 다급하게 응급 치료를 시도했지만 B는 칠순 잔치를 치룬 다음 날, 그렇게 병원 응급실에서 유명을 달리한다. 사인은 혈전(피가 뭉친 것)이 뇌에 들어가는 큰 혈관을 막아버렸기 때문이라고 한다. 흔히 뇌졸중, 그중에서도 뇌경색이라 불리는 그것이다.

아들은 당황스러울 뿐이다. 3년 전 심근경색으로 아버지를 잃었는데, 이번엔 뇌경색으로 어머니마저 이렇게 잃다니. 그것도 병원에서 치료를 무사히

> 받은 다음 날 말이다.
>
> '어제 치료를 잘 받았는데 무엇이 잘못된 걸까, 오늘은 어떻게 했어야 하나.' 하는 생각에 그는 괜히 원통하고 눈물만 난다. 소식을 전해 들은 다른 가족들이 곧 병원에 도착했고, 아들은 누이와 동생들에게 어젯밤 심방세동으로 응급실에 왔던 일과 오늘의 일을 전한다. 그때 막내 동생이 울먹거리며 말을 잇는다.
>
> "몇 년 전 아버지 살아계실 때 엄마가 가슴 두근거린다고 해서 병원에 갔더니, 지금 오빠가 얘기한 심방세동인가 하는 증상이 보인다고 한 적이 있었어. 그땐 치료받을 정도는 아니고 괜찮다고 했거든. 그런데 우리 엄마 뇌경색은 갑자기 왜 생긴 거야…"

과연 B 할머니 가족에겐 무슨 일이 있었던 것일까?

돌아가신 할머니의 사인은 뇌경색. 결과는 안타깝지만 이 이야기에서 잘못 판단한 사람은 없다. 뇌경색이라는 상황은 워낙에 분초를 다투기 때문에 병원이 5분 이내의 거리에 있었다면 결과가 달라졌을 수도 있지만, 어차피 5분 거리엔 다른 병원도 없었다. 할머니가 어지러움을 처음 느끼자마자 병원으로 달려갔으면 또 어땠을까 싶지만, 증상이 나타난다고 곧장 응급실에 가는 사람들은 거의 없으니 이 또한 잘못된 판단이라고 할 수 없다.

이 사례에서 눈여겨볼 부분은 맨 마지막에 막내 동생이 "몇 년 전 심방세동인가 하는 증상이 보인다고 한 적이 있었다."라고 한 말이다. 몇 해 전 일인데다 칠순의 할머니는 치료받지도 않은 본인의 병에 대해 기억하지 못했고, 큰 아들은 이 사실에 대해 아예 모르고 있었다. 하지만 환자가 예전에 앓았던 병력이 의사에게 전달되지 않은 점은 B 할머니의 경우 매우 큰 치즈의 구멍으로 작용했다. 치료의 방향을 다르게 만들었기 때문이다.

심방세동이 생겼을 때 발생할 수 있는 흔하지만 심각한 부작용은 위의 경우처럼 혈액이 굳어져 생긴 덩어리(혈전)가 혈관을 막아버리는 것이다. 그래서 심방세동이 있으면 '항응고제'라고 부르는, 피를 덜 뭉치게 하는 약을 미리 투여하게 된다. 보통 와파린^{Wafarin}, 헤파린^{Heparin}이라고 부르는 이 약들은 피를 묽게 하기 때문에 반대로 한 번 출혈이 생기면 피가 잘 멈추지 않는 부작용이 있어[1] 출혈 가능성이 큰 환자는 사용하지 않는 것이 좋다.

B 할머니는 심방세동 진단을 받았으니 항응고제를 쓰는 게 일반적인 치료법이다. 그런데 1년 전 크게 넘어진 적이 있어 또 비슷한 일이 생기면 몸 안에서 혈관이 터져 뇌출혈 등이 생길 수도 있다. 게다가 이전에 심장 질환을 앓았던 적도 없고, 고혈압이나 당뇨 같은 병도 전

---

[1] 여러 이유로 혈전이 생길 가능성이 높은 환자들에겐 적은 용량의 아스피린(피를 굳지 않게 만드는 효과가 있음)을 계속 복용하도록 하는 경우가 있는데, 수술을 해야 할 땐 며칠 전부터 아스피린을 끊게 한다. 수술 도중 피가 멈추지 않을 수 있기 때문이다.

혀 없었기 때문에 항응고제를 써야 할 이유에 무게를 덜 두게 되었고, 그래서 항응고제가 주어지지 않았다. 할머니는 몇 년 전 이미 약하게나마 같은 질환을 앓았던 적이 있었지만 이 정보는 의사에게 전달되지 않았다.

만약 이를 의사가 알았다면 어떻게 되었을까? 심방세동이라는 병력 혹은 정확한 용어가 아니더라도 "가슴이 두근거려서 병원에 갔었는데 진단명은 기억나지 않는다." 정도의 정보만이라도 전해졌다면, 의사는 혈전의 가능성을 훨씬 높게 평가해 항응고제를 썼을 것이다. 대신 넘어지는 등의 출혈의 위험에 대해서는 환자를 며칠간 입원시키는 등의 조치를 취했을 수도 있다. 어찌 되었건 뇌경색으로 사망하는 상황은 막을 수 있었을지도 모른다.

이렇게 언뜻 보면 사소해 보이거나 현재의 증상과 관계 없어 보이는 과거의 질병, 그리고 환자가 복용 중인 약 등은 모두 정확한 진단과 치료를 받는 데, 그리고 그 외 환자의 안전을 위해 매우 중요하게 쓰인다. 그리고 이런 정보를 알아내기 위해 진료실[2]에서 의사들은 환자에게 의미 있는 질문들을 한다. 이제부터 설명할 진료실 치즈의 핵

---

[2] 여기서 진료실은 환자가 그 병으로 처음 병원에 가는 단계를 통칭한다. 외래 진료실이나 응급실 모두 포함되는데, 이 모든 상황에서 어차피 의사를 만나는 시간은 길지 않다. 진료실의 경우, 많은 대기자들이 기다리고 있는 상황 자체가 의사들에게 압박이 되고, 응급실은 응급 상황 자체가 갖는 시간적 압박, 그리고 다른 많은 응급 환자가 기다리고 있는 상황적 압박까지 더해진다.

심도 바로 이것이다. 환자의 정보를 의사에게 빠짐없이 줌으로써 진단과 치료 방법을 결정할 때 잘 이용되게 하는 것!

그런데 이를 어렵게 하는 것이 있다. 바로 진료 시간의 제한이다. 진료 시간이 충분하다면 느긋한 마음으로 증상에 대해 이야기하면서 질문도 주고받을 수 있겠지만 대부분 환자 한 명당 주어지는 진료 시간은 길어야 5분이다. TV 프로그램의 스피드 퀴즈를 떠올려보자. 1분에 10문제를 푼다면 질문을 한 후 1~2초 만에 대답을 생각해야 하는데, 시간 제한 때문에 당황해서 아는 것도 대답하지 못하는 경우가 많

+ 당신이 궁금한 이야기

"병원의 진료 시간은 왜 이렇게 짧을까?"

진료 시간이 짧은 이유는 바로 '자원의 희소성' 때문이다. 10년 이상 수련을 받아야 한 명의 의료진(자원)이 배출되는데 환자의 수(수요)는 결코 줄지 않는다. 많은 환자들을 진료하려다 보니 그만큼 진료 시간을 줄일 수밖에 없는 것이다. 지금보다 진료 시간을 늘리려면 대기 시간이 길어지는 것을 감수해야 한다.

우리나라에 비해 평균 진료 시간이 길다고 알려져 있어 많은 환자들이 부러워하는 미국의 병원들을 보자. 집 앞 동네 병원도 예약 없이 그냥 방문할 수 있는 곳이 거의 없고, "엉치뼈 쪽에 통증이 있는데….."라고 전화하면 "한 달 후가 가장 빠른 예약"이라는 답변이 돌아오기 일쑤다. 만약 아픈 환자라면 한 달을 기다려 30분을 상담받는 것보다 지금 당장 단 몇 분이라도 의사를 보고 싶어 하지 않을까?

결국 '5분이라는 제한 시간'을 최대한 잘 이용하는 것이 최선이다. 특히 첫 진료의 5분은 이후의 추가 검사나 치료의 방향을 결정하는 가장 중요한 순간이므로, 실로 '5분의 골든 타임'이라 할 만하다.

다. 그나마 이런 퀴즈에서는 "통과"를 외칠 수 있겠지만 진료실에는 통과 옵션이 없다. 자신의 정보를 빠뜨리는 것은 안전의 치즈를 통째로 포기하는 것이나 다름없다.

다행히도 진료실에서 의사가 하는 질문은 대부분 정해져 있어 대답을 미리 준비할 수 있다. 똑똑한 환자라면 진료 시간이 짧다고 불평할 것이 아니라, 그 5분을 잘 이용해 정확한 진단과 최선의 치료를 받아야 하지 않겠는가.

다음 포스팅부터는 주어진 5분이라는 시간을 어떻게 제대로 활용할 수 있을지 살펴보자. 진료실의 완벽한 치즈가 되기 위해서 어떤 정보를 어떻게 주고[Give], 어떤 정보를 어떻게 받아와야 하는지[Take] 두 가지 경우로 나누어 알아본다.

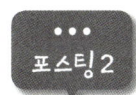

아이엠치즈 진료실 전반전(Give) 수칙
진료실엔 족보가 있다

진료실에서 받는 한결같은 첫 질문은 "어디가 불편하세요?"다. 진료실의 전반전에는 이 질문을 시작으로 진단을 내리기 위한 의사의 질문이 쏟아진다. 여기서 가장 기본이 되는 것은 '대답을 미리 준비하라.'는 것이다. 여유 있게 병원을 간다면 전날 집에서 미리 준비할 수도 있고, 급히 병원에 간 경우라 해도 접수해놓고 대기실에 앉아 기다리는 동안 몇 분만 할애하면 된다. 어떤 질문들은 그 자리에서 바로 대답할 수도 있겠지만, 아이엠치즈는 다음의 네 가지만큼은 반드시 미리 생각하고 준비해가기를 권장한다. 쉬워 보이는 질문들이지만 막상 그 자리에서 바로 대답한다고 생각해보면 결코 쉽지 않을 것이다.

진료실 족보 1 현재의 증상

> 증상에 대해 구체적인 숫자로 말한다
> → "기침 시작된 지 10일 되었어요."

의사는 환자가 다양한 표현을 이용해 설명하는 증상을 해석할 수 있도록 훈련된 이들이다. 따라서 증상에 대해서는 자신이 느끼는 대로 자기 언어로 묘사하면 된다. 하지만 "어디가 불편하세요?"의 다음 질문, "언제부터 그랬죠?"라는 질문에 대해서는 미리 생각을 하고 가야 한다. 많은 질환, 특히 급성 질환들은 증상이 시작된 시기가 진단을 내리는 데 중요한 열쇠가 되기 때문이다. 그런데 이때 사람들이 흔히 하는 대답은 "좀 되었어요."다.

이 글을 읽으며 찔리는 사람이 많을 것이라 생각한다. 도대체 '좀 되었다는' 건 무엇일까? 이 대답이 나오면 의사들과의 스무고개가 시작된다. "하루 이틀이요?", "어, 그보단 더 되었어요", "그럼 일주일 정도 되었나요?", "그 정도는 아닌 것 같고.", "그럼 한 3일?", "그쯤 된 것 같아요." 잊지 말도록 하자. 이런 스무고개는 소중한 5분을 낭비하는 가장 큰 요인이다. "좀 되었어요."는 병원에서 하는 말 중 가장 영양가 없는 표현이다. 게다가 진료실 안에서 갑작스럽게 떠올린 대답은 미리 생각해본 것만큼 정확하지도 않다.

따라서 진료실에 들어가기 전 적어도 내 증상이 언제 생겼는지에 대해서는 숫자로 대답할 수 있도록 준비하자. 예를 들면 "기침이 시작된 지 10일 되었어요."처럼 정확한 숫자로 대답하는 것이다. 식중독에 의한 급성 복통이라면 식후 '몇 시간 째'에 아프기 시작했는지로 대략적인 원인을 짚어낼 수 있을 만큼 이 증상의 '언제'는 매우 중요하다. 또한 소아과 환자들은 많은 경우 특별한 검사 없이 증상을 설명하는 것만으로도 임상적 진단을 내릴 수 있으므로, 이때 역시 '증상'과

＋ 당신이 궁금한 이야기

"진단은 어떻게 내려지나요?"

정확한 진단은 안전한 치료를 위한 가장 기본적인 조건이다. 과연 의사들은 어떻게 진단을 내릴까? 진료실에서 위의 수칙대로 "3일 전부터 소화가 안 되고 명치 부분이 뻐근해요." 하고 꼼꼼히 증상과 시기를 말했다고 해서 바로 "네, 장염입니다. 처방전 써드릴게요."라고 말하는 의사는 없다. 우리가 대답을 하는 동안 의사의 머릿속은 매우 복잡하게 돌아간다.

환자가 "가슴이 너무 답답해요"라고 얘기하면, 의사는 가슴 답답함이라는 증상을 일으킬 수 있는 많은 질병의 목록을 떠올린다. 만약 머릿속에 뇌출혈, 심근경색 초기, 협심증 등 여러 가지가 떠올랐다고 하면, 이후 의사는 몇 가지 질문들을 더 한 뒤 환자의 대답이나 검사 결과 등에 따라 머릿속 목록에 들어 있는 질환들 중 아닌 것들을 없애나간다. "언제부터 그 증상이 있었지요?"라는 질문 또한 이런 단계 중 하나인데, "3개월 정도요."라고 대답하면 머릿속 목록에서 급성 질환들을 지워나가는 식이다.

이렇게 환자가 가지고 있을지도 모르는 질환들의 목록을 줄여나가 하나의 최종 진단명을 얻어내는 과정, 혹은 그 목록 자체를 감별진단(Differential Diagnosis, DDx)이라고 한다. 한 번의 진료로 진단되지 않거나 추가 검사를 요하는 환자의 의무기록지를 보면 [DDx.: A, B, C, D]라는 식으로 적혀 있는데, 현재 환자의 증상을 보일 수 있는 질환이 A, B, C, D 네 가지일 수 있으니, 검사를 통해 정확하게 어떤 질환인지를 가려보겠다는 의미다.

'언제'는 진단과 치료에 무척 중요한 정보다.

여러 증상이 복합적으로 나타난다거나 그 증상들이 나타나는 시기가 다른 경우엔 더욱 꼼꼼히 준비해야 한다. 예를 들어 어지러움과 두통이 있는데 귀까지 아프다고 하면 증상들이 어떤 순서로 나타났는지, 각각 언제부터 시작되었는지를 알면 진단에 걸리는 시간도 훨씬 줄어들고 정확한 진단을 받을 수 있다. 서로 상관없어 보이는 증상이라도 알고 보면 모두 연결되어 있을 수 있다. 스스로 관련 증상인지 아닌지를 가리지 말고 의사에게 자세히 얘기하도록 하자.

진료실 족보 2 과거의 정보

기억한다, 과거력 & 가족력

첫 번째 예상 질문이 병원에 갈 때마다 매번 생각해야 하는 '현재'의 증상에 관한 것이라면, 두 번째 예상 질문은 '과거'에 대한 내용이다. 관련이 없어 보일 수도 있고 조금 귀찮을 수도 있지만 과거력은 지난 포스팅의 B 할머니 사례에서 보았듯 완벽한 치즈가 되는 데 매우 중요한 요소다.

환자에게 묻는 과거 정보들 중 가장 중요한 것은 환자 본인이 예전에 어떤 병들을 앓았는지(과거력)와, 가족들이 앓았던 병이 어떤 것들인지(가족력), 두 가지다.

이 정보들이 중요한 이유는 의사가 진단을 내릴 때 머릿속 목록에 어떤 질환을 넣고 뺄지, 어떤 검사를 더 진행시킬지를 정하는 데 큰 영향을 주기 때문이다. 이를테면 30대 초반의 여성이 감기처럼 고열이 나고 머리와 목, 온몸이 때려 맞은 듯 아프고 옆구리 뒤쪽에 통증이 느껴져 병원을 찾는다고 하자. 증상이 매우 복잡하지만 환자가 의사에게 예전에 신장 기능에 이상이 생길 수 있는 신우신염을 앓았던 적이 있다는 사실을 말해준다면, 당연히 신우신염을 위한 소변 검사를 우선순위에 넣을 것이다. 또 20대 후반의 젊은 남성이 기침에 피가 섞여 나와 병원에 간다고 하자. 그런데 그의 아버지가 폐암으로 돌

➕ 당신이 궁금한 이야기 ❓

"왜 알아서 해주지 않는 거예요?"

이쯤에서 "요즘은 검사 기계가 발달해서 다 잡아낼 수 있지 않나요? 정확한 진단을 내리는 건 병원에서 알아서 해야 하는 거 아니에요?"라고 물을 수도 있다. 분명 MRI나 CT 촬영으로 예전에는 상상도 못했던 작은 종양도 발견할 수 있게 된 것은 사실이다. 하지만 MRI, 피검사, 엑스레이, 조직 검사 등 첨단 장비를 활용한 검사들을 할지, 안 할지는 결국 진료실에서 의사가 결정한다. 진찰한 환자의 상태와, 환자가 의사에게 설명해주는 증상이나 과거력, 가족력과 같은 정보를 바탕으로 말이다. 이런 정보가 어떤 검사를 할지 결정하는 방아쇠 역할을 하는 것이다. 정보가 제대로 전해지면 질병의 조기 진단, 조기 치료가 가능하겠지만 제대로 전달되지 않으면 진단이 지연될 수 있다.

우리가 전해주는 증상, 그리고 과거에 대한 정보는 진단의 속도와 정확도를 결정하는 매우 중요한 요소다. 꼭 기억하자. 진료실 문을 열고 들어온 환자의 얼굴만 봐도 진단을 내릴 수 있는 무릎팍 도사 같은 의사는 없다.

아가셨다는 가족력이 있다면 젊은 환자임에도 불구하고 암의 가능성도 고려한 진단과 검사가 이루어질 것이다. 마찬가지로 40대의 치질 환자가 혈변 때문에 병원을 찾을 경우 가족 중에 대장암 환자가 있다면 당연히 대장암 같은 위중한 질환의 가능성을 높게 가정하고 검사를 진행할 것이다.

과거에 대한 정보는 치료의 방향을 결정하는 데도 큰 영향을 미친다. 보통 의사가 "A 치료법을 쓰겠습니다."라고 하면 그 치료의 긍정적인 효과만 생각하는데, 사실 장점만 가진 치료법은 흔치 않다. 약이든 수술이든, 항상 어느 정도는 위험을 감수하게 된다는 뜻이다. 의사는 환자에게 자신이 생각하는 치료법이 갖는 장점의 크기와 위험 혹은 단점의 크기를 비교해보고 장점이 클 때 그 치료법을 시행한다.

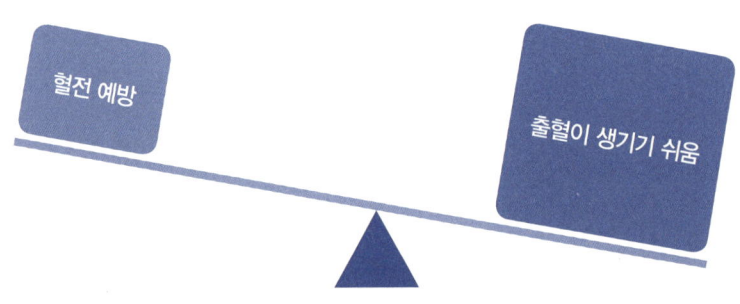

〈치료의 양팔 저울 모델〉

옆의 그림은 지난 포스팅에서 보았던 B 할머니 사례를 바탕으로 그린, 항응고제(혈전예방약)를 썼을 때의 장점(왼쪽)과 위험(오른쪽)을 비교한 양팔 저울 모델이다.

저울이 왼쪽으로 기운다면(약의 장점이 크다면) 그 약을 투여할 것이고, 오른쪽으로 기운다면(약의 위험이 더 크다면) 쓰지 않을 것이다. 의사가 전해 받은 할머니의 과거력에 의하면 딱히 혈전이 생길 만한 위험 요인이나 과거력을 갖고 있지 않았고, 따라서 약이 갖고 올 효과는 크지 않았다. 반대로 1년 전 넘어졌다는 과거력에 의하면 할머니는 출혈의 위험이 큰 환자이고, 약을 썼다가 넘어지기라도 하면 출혈로 인해 더 문제가 생길 수 있다. 저울의 양쪽 정보를 비교해 할머니의 치료에는 항응고제(혈전예방약)가 사용되지 않았지만, 심방세동의 과거력이 전달되었다면 혈전이 생길 가능성도 있고 항응고제의 효과가 클 것이므로 저울은 반대 방향으로 기울었을 것이다.

이렇게 과거의 정보는 환자의 안전한 치료에 매우 중요하게 사용된다. 문제는 예전에 무슨 병을 앓았었는지를 돌이켜보는 것이 만만치 않다는 것이다. 나이가 들수록 건강의 역사 또한 길기 때문이다. 하지만 과거력에 관한 사항은 한 번만 시간을 내어 기억을 더듬어보고 어딘가에 적어놓으면 두고두고 계속 쓸 수 있다. 아이엠치즈는 이번 포스팅을 읽은 후 자신 혹은 부모님과 이이들의 과거력에 대해 한 번 정리해놓기를 추천한다. TV 예능 프로그램 하나 보는 시간의 반만 투자하면 된다! 앞으로 계속 사용할 것이니 컴퓨터에 저장하면 더욱 좋은데, 만약 기회를 놓치고 병원에 간다면 대기실에서라도 생각해보도록 하자.

그렇다면 과거력은 어디서부터 정리해야 할까. 과거력 목록은 내가 앓았던 큰 병, 크고 작은 수술, 당뇨병, 고혈압 같은 만성 질환을 포함시키되 감기 같은 질병들은 생략해도 좋다. 종이를 준비해 기억을 되짚어 떠오르는 굵직한 것들을 가능한 모두 적는다. 진단명이 기억나면 그것을 적고, 기억이 나지 않더라도 알고 있는 대로만 표현하면 된다. 언제 앓았는지에 대해서 확실한 연도가 기억나지 않으면 대략의 나이(00세경)를 적도록 한다. 이후에도 계속 이 기록을 이용할 예정이니 "7년 전" 같은 표현은 피하도록 하자. 어려운 의학 용어는 전혀 쓸 필요 없다. 필요하다면 의사가 직접 물어볼 것이므로 특정 시술이나 수술을 받은 병원 정보도 필요하지 않다. 예를 들어 60대 중반의 어머니를 모시고 있다면 다음과 같은 과거력이 나올 것이다.

⊙ **환자: 64세 김봉숙(여)**
- 위궤양(45세경) 진단 이후 만성 소화 불량
- 고혈압과 당뇨병 진단받음(50대 중반, 이후 지금까지 약 복용 중)
- 디스크 수술(52세)
- 욕실에서 넘어져 고관절 부러짐(환갑 부근)

일상의 언어로 전혀 어렵지 않게 적은 이 정보만 가지고도 의사는 '이 환자는 소화기계에 문제가 있을 가능성이 있고, 혈압·당뇨에 의한 합병증을 고려할 것이며, 이후 처방 단계에서 지금 쓰고 있는 혈압약·당뇨약을 고려할 준비를 하게 되고, 앞으로 또 넘어져 출혈이 생길 가능성을 고려해' 치료 계획을 세울 수 있다. 물론 현재의 증상과 과거 병력의 관계에 대해서도 늘 생각해 진단을 내릴 것이다. 연세가 있는 부모님의 경우 적어도 성인병 한두 가지씩은 갖고 있기 마련이니 꼭 정리해두도록 하자. 지금 가지고 있는 병이 과거력이냐 현재력이냐는 중요치 않다. 핵심은 이런 사항들을 꼼꼼하게 정리해두는 것이다.

다음은 25개월 어린이 환자의 과거력의 예시다.

> ⦿ **환자: 3세 김봉남(남)**
> - 33주째 태어남, 인큐베이터에 2달 있었음. 시력 문제로 레이저 치료.
> - 탈장수술(생후 10개월)
> - 세기관지염(생후 15개월 때 한 달)
> - 넘어져 눈썹 위 찢겨 4바늘 꿰맴(생후 23개월경)

일부 적극적인 엄마들은 육아 일기를 쓰기 때문에 굉장히 자세한 정보를 갖고 있기도 하지만 짧은 진료 시간에 이 정보들을 생각해내는 것이 쉽지 않다. 그러니 아이의 건강 정보에 관해서는 이렇게 따로 요약을 해두는 것이 좋다. 아이들의 경우 정상 출산인지 조기 출산인지부터 출생 이후 겪었던 크고 작은 건강 상태에 대해 자세히 쓰면 된다.

몇몇 대형 병원들에서는 진료실에서 기다리는 동안 미리 환자에게 질문이 적힌 종이를 주고 증상, 과거력 등에 대해 쓰게 하거나 아예 간호사나 직원이 환자에게 질문을 하기도 한다. 실제로 미국에서는 작은 동네 병원에 가도 모든 초진 환자에게 이런 종류의 병력 기록지를 요구한다(너무 길어서 귀찮을 정도다). 병원에서 이미 진료시간의 압박을 예상하고 진료실에서 좀 더 효율적인 상담을 할 수 있도록 세워둔 치즈라고 할 수 있다. 이렇게 미리 묻거나 묻지 않을 때나 미리 준비해둔 기록이 있다면 더욱 쉽게 대답할 수 있고, 진료실의 치즈를 완벽하게 지킬 수 있다. 가족력의 경우에는 직계가족(부모님, 형제, 자매, 할머니, 할아버지)의 질환을 적으면 된다.

진료실 족보 3 복용 중인 약물

> 23세 S는 조용한 여대생이었다.
> 초등학교때 아버지를 여읜 후 S의 엄마는 혼자 직장에 다니며 외동딸을 키웠다. 중,고등학교 내내 말썽 한 번 부리지 않던 그녀는 대학에 입학한 뒤
>
>

에도 밤늦게 집에 들어온 적이 없을 정도로 모범적이었다. 가끔씩 마시던 술도 3학년이 된 다음부턴 아예 입에 대지 않는 눈치였다. 엄마는 오히려 딸이 사회성이 부족한 건 아닌지, 형편이 어려운 것에 너무 기죽은 건 아닌지 걱정이 될 정도였지만, 워낙 말수가 적어 표현을 하지 않으니 딸의 속마음을 알 길이 없었다. 엄마 역시 하루 종일 일을 하느라 딸과 대화를 나눌 시간이 부족했다.

몹시 추운 어느 밤, 공부를 좀 더 하고 자겠다던 S의 방에서 쾅 하는 소리가 들렸다. 방문을 열어 보니 의자는 넘어져 있고, 딸은 방바닥에 누워 팔다리를 제멋대로 움직이고 있었다. 엄마는 S의 이름을 부르며 흔들어 보았지만 쉽게 정신을 차리지 못했다. 즉시 119에 전화를 거니 10분이 채 지나지 않아 구급 요원이 도착했다. 그들은 딸의 상태를 점검하더니 바로 들것에 실어 구급차에 태웠다. S의 엄마도 함께 구급차에 탔다.

근처 대학 병원의 응급실 입구. 미리 연락을 했는지 의사와 간호사가 밖에 나와 있다가 구급 요원들과 함께 S가 실린 들것을 응급실 안으로 옮긴다. 곧 나타난 의사는 S의 엄마에게 "무슨 일인지, 언제부터 이랬는지, 전에도 이런 적이 있었는지" 같은 질문을 한다. 엄마는 이런 일은 처음이며 몇 분 전 방에서 큰 소리가 들려 들어가 보니 발작 증세를 보였다고 얘기한다. 의사는 예전에 S가 앓았던 다른 병들, 가족 중에 비슷하게 아팠던 사람이 있는지 등의 몇 가지 질문을 한 뒤 한 가지를 더 묻는다.

"혹시 환자가 최근에 어디 아팠거나, 쓰고 있는 약이 있나요?"

엄마의 기억에 딸은 그런 말을 한 적이 없다.

> "아니오."
> 정확한 진단을 위해 여러 가지 검사가 진행되는 사이, 의사는 우선 S의 경련을 멈추기 위해 진정제를 투여한다. 잠시 후 S는 40도 가까운 고열에 시달리기 시작하고, 이튿날 심장마비로 사망한다.

유난히 내성적인 S양은 사실 심한 우울증을 앓고 있었다. 대학에 입학한 후에도 증상은 점점 심해져갔고, 그녀는 주변에 전혀 알리지 않고 혼자 정신과 병원을 다녔다. 몇 가지 약을 시도해봤지만 잘 듣지 않아 1년 전부터는 페넬진^{Phenelzine}이라는 성분의 우울증 약을 쓰기 시작했다. S양은 엄마가 걱정할까봐 자신에게 우울증이 있고 병원에 다니고 있으며 약도 복용하고 있다는 사실을 숨기고 있었다. 그런데 그녀가 복용하던 약은 진정제와 반응했을 때 사망에까지 이를 수 있는 위험성이 있는 약이었다. 페넬진이라는 약은 진정제 외에도 혈압약, 기침약, 심지어 커피 속 카페인, 술의 알코올과도 반응을 일으킬 수 있다.

다른 약이나 식품과 반응할 수 있다는 사실을 잘 알고 있던 S양은 그런 약이나 음식에 대해 스스로 잘 조심하고 있었고, 술도 아예 끊어버렸다. 우울증도 조금씩 나아지는 것처럼 보였다. 하지만 위의 사건이 발생한 그날, 그녀는 무슨 이유에서인지 발작을 일으켰고 의식이 없었기 때문에 응급실에서 의사에게 자신이 "페넬진을 먹고 있다."는 말을 해줄 수 없었던 것이다. 이 사실을 전혀 모르던 엄마는 먹고 있는 약이 있느냐는 의사의 물음에 없다고 대답을 했고, S양은 진정제를 투여받았다. 이 두 약이 이렇게 격렬한 반응을 할 줄 누가 알았을까.

지금 먹고 있는, 혹은 최근 한 달 사이에 끊은 약에 대해 기억한다

여기서 우리가 주의를 기울여야 할 부분은 '복용 중인 약'이다. 약물의 안전 포스팅에서 살짝 언급한 바 있지만(117페이지) 약 중에는 안전상 함께 써서는 안 될 약물들이 있다. 이런 약물간의 상호작용은 심한 경우 목숨을 잃을 수 있는 약물 사고의 원인이 된다. 물론 우리가 약끼리 어떻게 반응하는지를 일일이 알 필요는 없다. 이 부분은 처방 단계에서 약을 쓰는 의사가 해야 할 일이므로 환자는 의사에게 본인이 지금, 혹은 최근에 먹은 약이 '무슨 약'인지 전해주면 된다.

최근 먹은 약에 대해 아이엠치즈는 최근 한 달까지를 권장한다. 지금 먹는 약이 가장 중요하지만, 가까운 과거에 복용했던 약들은 근래 어떤 질병을 앓았는지, 어떻게 치료를 받았는지 가장 잘 설명해주므로 이 역시 중요하다. 처방 약 봉투 속에 들어 있는 약들의 이름을 일일이 기억하기 힘들면 내가 최근에 먹은 약이 '무슨 병 때문에 처방받은 것인지'만 말해도 된다. S양의 사례에서 정확한 이름은 몰라도 적

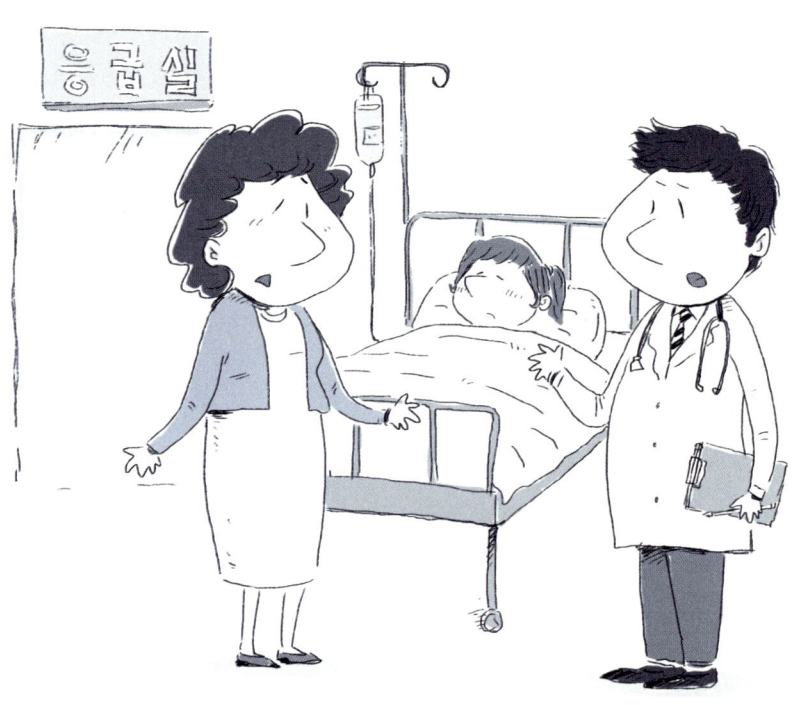

어도 우울증 약을 먹고 있다는 것까지만 의사가 알았더라면, 페넬진 계열의 약을 썼을 가능성을 고려해서 상호작용이 생길 수 있는 진정제를 쓰지 않았을 것이다.

진료실 족보 4 알레르기

나를 숨차게 했던 약, 음식, 물질들을 기억해낸다

마지막으로 반드시 의사에게 주어야 할 정보는 바로 알레르기에 대한 내용이다. 알레르기 정보를 주어야 하는 이유는 의사가 약을 처방할 때 알레르기 반응을 일으키지 않도록 미리 고려하기 위해서다. 따라서 본인이 어떤 형태이든 알레르기를 갖고 있다면 진료실에서 반드시 알리도록 하자.

사실 생각보다 많은 사람들이 알레르기를 가지고 있다. 가장 흔한 것은 봄철 꽃가루 알레르기다. 봄이 오면 많은 사람들이 알레르기성 비염으로 힘들어하고 눈물을 흘리거나 어지러움을 호소한다. 그 외에도 집먼지 진드기, 복숭아, 새우, 파인애플, 딸기 등 온갖 것들이 알레르기 반응을 일으킨다. 또 약물의 치즈(59페이지)에 등장했던 남의 약을 먹은 직장인 B씨처럼 특정 약물에 알레르기를 가진 사람들도 있고, 약국에서 흔히 파는 소화제, 심지어는 의료용 장갑의 재료인 라텍스에 알레르기가 있는 사람도 있다.[3]

보통 의학적으로 어떤 물질에 알레르기가 있는지 알아보려면 팔에 수십 여 가지의 알레르기 물질을 뿌린 뒤 침을 놓고 피부가 부풀어 오르는 반응을 보거나 피검사를 한다. 하지만 큰 문제도 없는데 어딘가에 알레르기가 있는지 보기 위해 굳이 이렇게까지 할 필요는 없다. 대신 무언가에 접촉한 후 숨을 잘 쉴 수 없었거나, 살갗이 부어 오르고, 빨갛게 변하거나, 두드러기가 나는 증상을 보인 적이 있는 약, 음식, 물질, 상황, 물건이 있을 경우 그대로 말하면 된다. 예를 들면 "새우 먹으면 온몸에 두드러기가 생겨요.", "맹장 수술을 한 적이 있는데 진통제에 알레르기가 있었어요."처럼 말이다.

지금까지 진료실 질문 네 가지(현재의 증상, 과거력과 가족력, 복용 중인 약, 알레르기)에 대해 알아보았다. 이 내용들은 준비 없이 대답하면 정확하지 않거나 빠뜨릴 수 있는, 100% 환자만이 줄 수 있는 정보다. 이런 정보들이 제대로 가지 않으면 진단이 늦어지거나 잘못될 수 있으며, 치료가 지연될 수 있으므로 꼭 미리 챙기도록 하자. 부모님이나 아이들의 경우라면 더욱 그렇다. 준비하지 않으면 반드시 빠뜨리게 된다는 사실을 기억하자.

---

3 영화 〈다빈치 코드〉에는 땅콩 알레르기가 있는 운전기사에게 몰래 땅콩을 먹여 살해하는 장면이 있는데, 이런 너트 종류의 알레르기는 심할 경우 기도가 좁아져 숨을 못 쉬게 되므로 이때는 정말 초응급 상황이 벌어질 수도 있다.

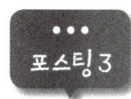

아이엠치즈 진료실 전반전(Give) 수칙
똑똑한 대답의 기술

이제 족집게 질문들을 통해 우리가 의사에게 반드시 주어야 할 정보는 다 모였다. 그런데 이런 정보를 제대로 전달하지 못하면 모두 헛일이 되고 마는데, 어떻게 해야 할까.

커닝한다

진료실은 커닝페이퍼가 마음껏 허용되는 공간이다. 따라서 한 장의 종이를 준비하고(과거력을 기록해놓은 종이와는 별도로 '오늘' 진료실에 가져갈 종이다.) 자유롭게 아래처럼 적어나간다. 과거력이나 가족력은 이미 정리해둔 것이 있으면 그것을 보고 적으면 된다.

〈진료실에 들어가기 전 준비할 커닝페이퍼〉

◉ 증상
- 오른쪽 가슴 아래 부분 심한 통증(지난 주 금요일부터)
- 속이 좋지 않음(3개월 전부터 심해짐)
- 두통(토요일부터); 한 달 전에도 극심한 두통이 왔음

◉ 예전에 앓았던 병
- 위경련으로 응급실 실려간 적 있음(10대 중반)
- 지방간(30대 중반)
- 콜레스테롤 수치 높아서 킬레이션 치료 1년 받음(30대 후반)

◉ 가족이 앓았던 병
- 아버지가 위암으로 돌아가심(63세)
- 어머니 고혈압 치료 중(50대 이후 계속)

◉ 최근에 쓴 약
- 속 쓰려서 병원서 처방받은 약(3개월 전부터 지금까지)
- 두통이 심해서 약국 진통제 1주 먹음(2주 전)

◉ 알레르기
- 봄철마다 비염 심해짐, 호두에 호흡 곤란 알레르기 있음

◉ 기타
- 요즘 회사 업무 야근 많고 극심한 스트레스 받고 있음

커닝페이퍼 준비가 되었다면 안전한 치즈가 되어 자신 있게 진료실에 들어갈 준비가 된 것이다. 본인은 물론 아이나 부모님의 보호자로

따라가게 될 때도 유용한데, 함께 갈 수 없는 경우라면 종이의 윗부분에 보호자의 전화번호를 적어 놓고 '더 필요한 정보가 있으면 전화 주세요. 딸 아무개' 같은 메모를 남기는 것도 훌륭한 아이엠치즈의 환자가 되는 법이다.

이제부터는 진료실 의자에 앉아 의사와 인사를 한 후 질문에 대답해나가면 된다. 의사는 환자와 환자가 앓고 있는 질환의 특성, 혹은 치료법에 따라 위의 모든 것을 물어볼 수도 있고, 일부만 물을 수도 있다. 이렇게 커닝페이퍼를 쥐고 있으면 마음의 부담도 없어지고 마음껏 보면서 대답할 수도 있으며 5분의 시간을 오히려 여유롭게 사용할 수 있음을 느낄 것이다.

과거력 같은 질병 정보가 너무 길어 대답할 양이 많다면 아예 의사에게 "제가 미리 정리를 해 왔는데요."라며 종이를 보여주는 것이 빠르고 정확할 수도 있다. 복잡한 증상이 한꺼번에 나타나는 경우나 여러 지병을 앓고 있어 복용 중인 약도 많고 병력도 많은 어르신들이라면 더욱 그렇다.

종이를 내미는 편이 나을 수 있는 또 다른 경우는 바로 '말로 대답하기가 껄끄러운' 상황이다. 가족과 함께 들어간 진료실에서 흡연, 알콜 중독, 우울증, 임신, 낙태 경험 등에 대한 질문을 받으면 솔직히 대답하기가 어렵다. 이럴 때 종이를 이용해서라도 정확한 본인의 질병 정보를 줄 수 있다면 정말 모범적인 아이엠치즈의 환자가 될 수 있다.

대답하는 법: (1)동사로 대답한다 (2)모르면 모른다고 말한다

다음은 객관식 문제에 대한 대답 요령이다.

"혹시 손떨림 증상이 있지는 않나요?"라는 질문에 증상이 있으면 "예."일까 "아니요."일까? "예." 혹은 "아니요."라고만 대답하면 그 해석이 굉장히 애매해진다. 가장 안전한 방법은 모든 질문에 "예, 아니오." 대신 "손이 떨립니다.", "손이 안 떨리는데요."처럼 동사로 대답하는 것이다. 별 걸 다 말한다는 생각이 들지도 모르지만 전달 과정에서 발생하는 위험요소를 막기 위해 백 번 조심해서 나쁠 건 없다.

"모르겠다."는 대답도 망설이지 말고 해야 한다. 우리나라 사람들, 특히 어르신들은 상대를 배려하는 마음 때문에 의사의 질문을 이해하지 못했는데도 그 상황이 미안해 다시 질문하는 것을 꺼리는 경우가 많다. 실제 의사들은 나이가 있는 환자일수록 여차 싶으면 잘 모르면서 "응.", "그래요." 같은 대답을 하는 경향이 크다고 말한다. 질문을 잘 못 알아들은 경우나 답을 잘 모른다면 반드시 다시 물어보거나 적어도 "모르겠다."고 대답할 수 있도록 스스로도 주의하고, 또 부모님에게도 주의시켜드리는 것이 좋다.

증상 설명에 동영상과 사진을 적극 이용한다

마지막으로 좀 더 정확하게 정보를 줄 수 있는 보너스 팁 한 가지!

생후 3주가 갓 지난 H는 3.4kg로 태어나 모유만 먹어온 건강한 아이였다. 그런데 어느 날 새벽, H의 엄마는 아이에게 모유를 주다 이상한 광경을 목격한다. 모유를 먹던 아기의 양쪽 눈이 갑자기 양옆으로 말려 올라가고 입이 돌아가며 온몸이 부들부들 떨리는 것이었다. 이것이 바로 '경기'라는 것일까?

난생 처음보는 광경에 당황한 엄마는 '잠결에 잘못 보았나.' 하는 생각도 했지만, 불안한 마음을 떨칠 수 없었다. 날이 밝는 대로 아이를 안고 인근 병원의 응급실을 찾았다. 아까의 증상은 이미 사라진 상태. 엄마는 의사에게 가능한 자세하게 아까 보았던 아이의 상태를 묘사했지만, 의사가 관찰한 아이는 별다른 이상 소견을 보이지 않는다. 열도 없었다. 의사는 "소화불량으로 인한 트림"이라는 진단을 내리고, 또 증상이 나타나면 바로 데려오라고 말하며 H와 엄마를 돌려보낸다.

그날 오후. H의 증상은 심해졌다. 경기 증상은 세 시간에서 두 시간, 그리고 한 시간까지 그 간격이 줄어들었다. 엄마는 아이를 안고 다시 병원으로 출발했지만 가서 또 아무 증상이 없어 되돌려 보내는 건 아닐까 잠시 고민한다. 아이 아빠에게 전화를 하기 위해 휴대폰을 집어 든 엄마에게 퍼뜩 생

> 각난 것이 있었으니 바로 휴대폰에 딸린 비디오 녹화 기능이었다. 아들의 온몸이 보라색으로 변하며 경기하는 모습을 동영상으로 촬영한 엄마는 아이를 데리고 병원에 도착하자마자 영상을 보여준다.
> 영상을 본 의료진들은 "응급상황이 확실하다."며 각종 검사를 하는 동시에 치료를 시작했고, 칼슘 부족으로 인한 경기로 진단을 받아 무사히 치료를 마쳤다.

교통사고로 다리가 부러지는 등 눈에 보이는 외상으로 병원을 찾는다면 단시간에 명백한 진단을 내릴 수 있다. 그러나 위의 사례처럼 증상이 간헐적으로 발생하고, 꾀병도 아닌데 진료실에서만 멀쩡하다면 참 난감해진다. 그럴 때 스마트폰(혹은 카메라)은 아주 유용한 도구다. 사진이나 영상을 이용해 의사들이 빠른 진단을 내릴 수 있도록 돕는다면 당연히 치료도 신속하게 받을 수 있다. 본인의 증상을 말로 설명할 능력이 없는 아이들의 경우 부모의 역할이 더욱 중요하다.

특히 응급실에서는 이런 도구를 통해 환자의 "응급 정도"를 정확히 알릴 수 있다는 점에서 의미가 크다. 응급실은 일반 진료실과 달리 의사를 만나기 전 트리아지Triage라는 과정을 거친다. 접수를 마치면 트리아지의 간호사가 환자의 상태를 기준으로 응급 정도를 나누고, 이에 맞는 순서대로 진료를 보게 된다. 피를 철철 흘리는 교통사고 환자가 손가락을 꿰매러 먼저 온 환자보다 더 빨리 치료받아야 함이 당연하기 때문이다. 이때 사진이나 영상으로 환자의 상태를 정확히 알릴 수 있으면 빠른 치료에 도움이 될 수 있다. 이렇게 환자와 보호자가 적극적으로 증상을 설명하는 것은 진료실에서의 중요한 환자 안전 수칙일 뿐 아니라 결국 우리 힘으로 나와 부모님, 그리고 우리 아이가 고통받는 시간을 단축하는 역할까지 하는 것이다.

  이렇게 진료실의 전반전에서 전달해야 할 정보를 모두 효과적으로 전달했다. 커닝페이퍼를 준비해 열심히 대답했다면 아직 시간이 충분히 남아 있을 것이다. 만약 위에서 살펴본 것과 다른 질문들이 추가된다면 차분하게 대답하면 된다. 이제는 진료실에서 우리가 원하는 대답을 얻을 차례! 다음 포스팅에서는 진료실 후반부의 이야기를 해보자.

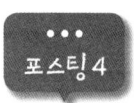

아이엠치즈 진료실 후반전(Take) 수칙
준 만큼 받아오자

    진료실 5분의 전반부에 환자의 정보를 의사에게 잘 전달했다면, 후반부에는 환자가 의사에게서 정보를 받아와야 한다. 진료실 의사는 환자가 전달한 정보와 기타 진찰을 통해 어떤 질환을 앓고 있고, 어떻게 치료할 것인지를 판단한다. 그리고 환자는 준 만큼 다시 받아와야만 완벽한 치즈가 될 수 있다.

    사실 이렇게 많은 정보를 주었는데 또 그만큼 받아와야 한다니 정말 귀찮다는 생각이 들 수도 있다. 그냥 병원에서 알아서 하도록 내버려두면 안 되는 걸까? 외래 진료로 병원을 방문할 때 우리가 병원에서 받는 것은 진단과 치료법의 제시다. 일주일 치 약이 처방된다면 이후 일주일 동안 그 약을 용법에 맞게 써야 하는 것은 환자 스스로의 역할이다. 의사가 주의해야 할 음식, 치료나 예방에 도움이 되는 운동을 얘기해줄 순 있지만 그들은 일상생활에서 우리를 따라다니며 감시하지 않는다. 추가 검사를 위해 금식을 하거나 제 날짜에 다시 병원을 찾는 일도 오로지 환자의 몫이다. 그 만큼 환자의 역할이 중요해진다.

하지만 의사에게 정보를 주는 단계만큼, 아니 그 이상으로 정보를 전해 받는 부분에 익숙하지 않다. 만약 진료실 문을 나설 때 종이와 연필을 주고 "자, 이제 무엇을 해야 하는지 적어 보세요."라고 하면 과연 얼마나 정확히 적을 수 있을까? 더구나 진료실 안에서 의사가 설명하는 도중 제대로 이해하지 못했을 때에도 "이 질문은 좀 바보 같으니까 나중에 집에 가서 인터넷이나 뒤져보지 뭐."라고 생각하며 그냥 넘기는 경우도 있다. 사실 이 짧은 시간에 어떤 질문을 가장 우선적으로 물어야 할지에 대해서조차 배워본 적이 없다. 게다가 환자는 이해했다고 생각하지만 실은 잘못 이해한 상황이라면 고쳐줄 수도 없다.

진료실에서 의사로부터 정보를 전해 들을 때 주의를 기울여야 할 부분은 두 가지다. 들을 때 똑바로 이해하는가와, 들은 것을 제대로 기억하는가다.

하지만 아무리 똑똑한 환자라고 해도 감기 같은 단순 질환이 아닌 이상, 병에 대한 정보, 추가 검사 일정, 치료 계획 등에 대해 모두 이해하고, 기억해서 나오는 것은 불가능하다. 이 두 가지 어려움, '똑바로 이해했는지'와 '제대로 기억했는지'를 한번에 해결할 방법은 없을까? 아이엠치즈는 존스홉킨스 병원과 미국의 병원 인증 기관 TJC가 의료진에게 권장하는 두 가지 기법에서 그 힌트를 찾아보기로 했다.

> 2000년대 초반, 존스홉킨스 병원의 와인버그 중환자실(존스홉킨스 병원의 중환자실 중 한 곳으로 병원의 남쪽에 위치하고 있다.)에서는 〈Daily Goal(오늘의 목표)〉이라는 제도를 만들어 운영하기 시작했다.
>
> 〈Daily Goal〉이 만들어진 연유는 간단하다. 중환자실의 의료진이 회진을 돌며 "이 환자는 어떻게 치료를 하는 것이 좋을까?"에 대해 열심히 토의를 하고 다음 환자로 옮겨가기 직전 서로에게 "그래서 오늘 우리가 해야 할 치료가 정확히 뭐지?"라고 물었더니, 누구도 "이것저것이요." 하고 똑 부러지게 대답을 못하더라는 것이다.
>
> 〈Daily Goal〉은 그 환자에게 해주어야 할 일이 무엇인지, 병세가 악화되는 등의 상황이 벌어졌을 때 무엇을 해야 할 것인지 등을 기록하고 환자의 담당 간호사가 그 목록을 낭독하는 기법이다. 함께 있던 의료진이 듣다가 빠진 부분이 있으면 채우고, 잘못 적은 것이 있으면 고치는 것은 물론이다. 현재 이 기법은 미국 전역 곳곳의 병원에서 이용되고 있다.

존스홉킨스 병원의 〈Daily Goal〉이 중환자실의 환자들 때문에 개발된 것이라면, 미국의 병원 인증 기관 TJC가 강조하는 〈Verbal Order Readback(지시사항 다시 복창하기)〉 기법은 의료인들 사이에 오가는 한 문장, 심지어는 한 단어짜리의 짧은 대화에서도 오류가 발생하지 않도록 장려하는 방법이다. 예를 들어 의사가 간호사에게 "김봉남 환자에게 지금 ○○약 00ml 근육주사로 주세요."라는 말로 지시를 할 경우 간호사는 단순히 "네."라고 대답하는 게 아니라 지시 사항을 그대로, 특히 '누구에게 언제 무엇을 어떻게'라는 것에 집중해 "김봉남 환자에게 지금 ○○약 00ml 근육주사 넣겠습니다."라고 말하는 것이다.

여기에서 중요한 것은 지시(오더)를 내린 사람이 들을 수 있게 큰 소리로 또박또박 말하는 것이다. 이렇게 하면 지시를 내린 사람(여기선 의사)은 듣는 사람이(여기선 간호사) 지시사항을 제대로 이해했는지를 확인할 수 있기 때문에 둘 혹은 여러 명 사이의 커뮤니케이션 오류를 방지할 수 있게 된다.

〈Dalily Goal〉과 〈Verbal Order Readback〉 모두 환자 안전 이슈 중 의료진들 간의 커뮤니케이션 문제와 관련해 세워진 치즈 기법이라고 할 수 있다. 이렇게 병원에선 십수 년간 교육을 받고 실전 경험을 쌓은 의료인들끼리 매일 쓰는 말을 주고받는 중에도 오류가 생길 가능성이 있고, 이에 대비해 위와 같은 기법들을 이용하고 있다. 그러니

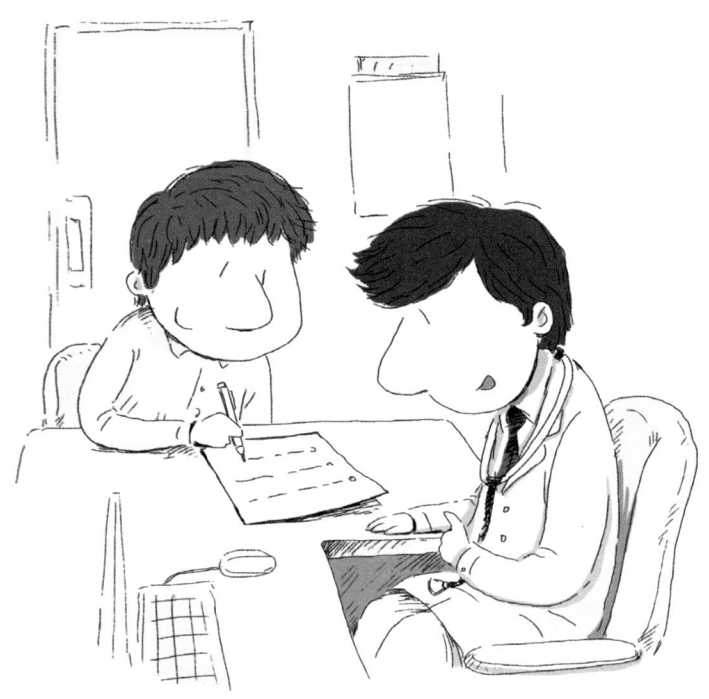

의료인이 아닌 우리가 진료실에서 의사와의 대화 내용, 지시사항을 모두 정확히 머릿속에 담아 나온다는 것은 지극히 어려운 일이다. 그렇다고 위의 기법들을 그대로 이용할 수도 없을 것이다. 의사와 상담을 마친 후 전해 들은 지시사항을 다시 크게 복창한다고 생각해보자. 생각만으로도 손발이 오그라든다.

의사의 설명을 중얼대며 받아쓴다

대신 이를 응용해 의사의 지시사항을 '중얼대며' 메모하면 된다. 설명을 듣는 중, 혹은 들은 즉시 가져간 종이에 내가 무엇을 언제 하면 되는지를 받아쓰되, 적으면서 혹은 적고난 뒤 그 내용을 의사에게 들릴 만한 소리로 중얼거리는 것이다. 아주 간단한 예를 들면 종이(아까 사용한 커닝페이퍼 뒷면을 이용해도 좋다.)에 다음과 같이 적으면 된다.

- 처방해주시는 약 일주일 치 먹고,
- 증상이 나아지지 않으면 다시 병원에 오고,
- 괜찮은 것 같으면 6주 후에 경과 확인을 위해 다시 병원에 들를 것
- 집에 가기 전 6주 후 검사 예약하고 갈 것

이렇게 하면 의사는 자신이 말한 내용과 다를 경우 환자에게 그 부분을 지적해줄 수 있고, 환자는 정확한 정보를 얻는 것은 물론 종이에

적어 나올 수 있기 때문에 잊어버릴 걱정도 없다. 이것만으로도 이미 2중, 3중의 점검이 끝난다. 존스홉킨스 병원과 미국의 대표 병원 인증 기관이 권장하는 병원의 치즈가 완벽히 우리의 치즈로 이용될 수 있는 것이다. 실제로 사용하는 데 어려움도 없다.

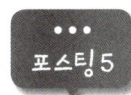

아이엠치즈 진료실 후반전(Take) 수칙
잊지 말아야 할 세 가지

의사가 주는 정보를 중얼대며 받아쓰기 기법으로 기록했다면 일단 충분한 정보를 확보한 것이다. 하지만 혹시 중요한 사항들이 빠져 있지는 않은지 다음 사항을 중심으로 점검해보자. 이 중 빠진 것이 있다면 다시 물어야 한다.

진료실에서 받아야 할 정보 1 진단명

진단명을 적어 나온다

"엄마, 어디가 안 좋대요?", "목 부었다고 약 먹으랜다." 병원을 다녀오신 부모님께 여쭤보면 십중팔구 애매모호한 답변이 돌아온다. 젊은이들도 별반 다를 바 없다. "속 쓰리다더니 병원에선 뭐래?", "약 받아왔어. 먹으면 괜찮아질 거래."

왠지 익숙하지 않은가? 의사가 말해준 진단명을 제대로 기억하지 못한 경우도 많지만, 의사가 진단명을 말해주지 않는 경우도 더러 있다. 어렵게 들릴 지 모를 진단명을 굳이 말해서 환자의 머릿속을 복잡하게 만드는 것이 아닐까 하는 생각 때문이다.

진단명을 알아와야 하는 이유는 개인적으로 인터넷이나 전문 자료 등 추가 정보를 찾아볼 때에도 유용하게 쓰일 뿐 아니라, 다음번 다른 질환으로 병원에 가게 될 때 이번에 받은 진단명을 과거력의 정보로 제공할 수 있기 때문이다. 흔한 질병의 경우 굳이 적지 않아도 기억나지만, 가끔은 난생처음 듣게 되는 병명도 종종 있으니 더욱 기록하는 일이 필요하다. 따라서 의사의 설명을 중얼대며 받아쓴 종이에 진단명이 들어 있지 않다면, 부담 없이 묻도록 하자. "그러면 제가 진단명을 무엇이라 알고 가면 되죠?"

만약 한 번의 진료로 진단이 확정되지 않아 다른 검사를 받는 경우, 혹은 감기처럼 대증적인 치료만 하는 가벼운 질환의 경우는 진단명을 묻게 되면 "○○○가 의심됩니다."와 같은 표현을 듣게 된다. 이 때에는 그대로 "○○○가 의심됨"이라고 적고, 나중에 다른 질환으로 병원을 찾게 되었을 때 마찬가지로 언제 병원에 갔더니 ○○○가 의심된다고 하더라고 말하면 된다.

진료실에서 받아야 할 정보 2 치료 계획

> 치료 계획에 대해 숫자 중심으로 알고 나온다

적어 나와야 할 또 다른 중요한 정보는 치료 계획이다. 치료 계획에는 (1)치료법과 (2)치료 일정이 모두 포함된다. 수술을 받는 등의 큰 치료가 될 수도 있고, 다시 병원에 올 필요 없이 약만 처방하는 경우도 해당된다.

(1) 치료법

'물리 치료 일주일에 한 번씩. 먹는 약, 바르는 약 하루에 한 번씩 총 한 달' 이 치료법의 예시다. '한 달 후 수술'이 될 수도 있다.

다음은 실제로 병원에서 있었던 일이다. 어떤 병원의 소아과 의사가 어린이 환자의 기관지염 처방약으로 기관지 확장 패치(분비물로 좁아진 기관지를 넓혀주는 파스처럼 붙이는 약)를 일주일 치 처방하며 '매일 한 장씩' 사용하라고 알려주었다. 일주일 후, 아이는 다시 병원을 찾았는데 의사가 진찰하려는 순간 그의 눈에 띈 것은 아이의 가슴에 나란히 붙은 7장의 패치! 사용법을 잘 모르는 아이의 엄마가 무턱대고 하루에 한 장씩 계속 붙여버린 것이다. 다행히 패치의 용량이 과하지 않아 큰 사고는 없었지만, 이 같은 위험을 막기 위해서는 진료실을 나오기 전 치료법을 제대로 이해하는 것이 매우 중요하다.

약의 경우 처방약의 이름은 몰라도 된다. 약 이름은 전문가들도 철자를 외우기 힘들 만큼 복잡하기 때문에 일일이 알아둘 필요는 없다. 대신 '먹는 약 3일 치, 바르는 약 일주일 치'와 같이 대략적으로 적어 오면 된다. 약물 안전 포스팅에서(105페이지) '안약 하나, 먹는 약 하나'를 처방하겠다던 의사의 설명을 잘 기억한 환자가 약국에서 '안약 두 가지를 주었을 때' 무언가 이상함을 느끼고 약을 잘못 받아 갈 뻔한 위험을 막은 것은 이 간단한 수칙이 얼마나 큰 효과를 낼 수 있는지 잘 보여준다.

(2) 치료(검사) 일정

치료 일정은 추가 검사를 받아야 하거나, 경과를 보기 위해 나중에 검사를 해야 하는 경우, 다시 병원에 방문해야 하는 경우 등 진료실에서 의사가 말해준 '몇 주(혹은 몇 달)'에 '무엇'을 하기로 했는지에 대한 내용이다.

개인 의원이 아닌 중대형 병원들은 많은 진료과들이 검사실을 공유한다. 영상의학과 MRI, CT 검사실은 소화기 내과 환자, 호흡기 내과 환자, 정형 외과 환자 등 여러 과의 환자들의 검사를 모두 담당한다. 이렇다 보니 환자의 검사 일정 예약 같은 행정적인 업무는 진료실 밖에서 간호사나 다른 직원이 처리해주거나 별도로 검사실을 통해 이루어지는 경우가 많다. 여러 명의 의료인이 환자의 치료와 검사에 관여한다는 것은, 이후 포스팅에서도 자세히 다루겠지만 그만큼 틈이 생길 수 있음을 뜻하고, 이에 따른 위험요소가 발생할 가능성도 높아진다.

진료실에서 의사가 '3주 후' 엑스레이를 다시 찍으라고 했다고 치자. 검사 예약 직원이 주로 3~6개월에 한 번씩 경과 관찰을 하는 환자들을 보아왔다면 이 환자와도 '3주'가 아닌 '3개월' 후의 일정에 대해 의논하게 될 수도 있다. 이때 진료실에서 환자가 3주임을 명확하게 알고 나오지 않는다면 직원과의 대화 중에 "내가 잘못 들었나. 3주가 아니라 3개월인가봐."라고 생각할 수 있다.

흔하지는 않아도 만약 이런 일이 어떤 종류의 종양을 추적 관찰하는 단계에서 벌어졌고, 그 몇 달 새 종양이 많이 커져 치료에 상당히 부정적인 영향을 끼친다면 어떻겠는가. 만약 환자가 진료실에서 검사 일정에 대한 정보를 적어서 나왔다면 예약을 담당하는 직원에게 "다음 검사는 3개월이 아니라 3주 후인 것 같다."고 자신 있게 다시 물어볼 수 있고, 담당자는 의사에게 정확하게 확인할 것이다.

진료실에서 받아야 할 정보 3 처방전

처방전은 당분간 보관한다

마지막으로 진료실에서 받아야 할, 아니 나온 후 챙겨야 할 한 가지 정보가 남았다. 약물 포스팅에서 수차례 강조했던 주인공, 처방전이다.

지난 포스팅에서 이야기한 것처럼 약물 중엔 동시에 쓰면 효과가 반감되거나 부작용을 일으키는 등 결코 함께 써서는 안 될 약물들이 있고(약물 상호작용), 그래서 지금 먹고 있는 약이나 가능하면 최근 한 달 이내까지 먹었던 약 등에 대해서 반드시 의사에게 알려야 한다고 강조했었다. 지금 병원에서 받은 처방전은 머지않은 미래에 다른 병으로 병원에 가게 될 경우 매우 중요한 '최근'의 약물 정보가 된다. 이 정보를 가장 정확하게 기억하는 방법은 처방전을 그대로 보관하거나 진료실에서 처방전을 받은 후 사진을 한 장 찍어놓는 것이다. 이렇게 하면 약물에 관해 잘못 알고 있을 가능성도 피할 수 있다.

예를 들어 어떤 60대 환자가 심장에 혈액을 공급하는 혈관이 막혀 수술을 받았다. 이후 피가 잘 굳지 않게 하는 약을 복용하기 시작했다. 환자는 이미 수술을 받았기 때문에 해당 질병은 치료가 끝났다 생각하고 현재의 약을 '고혈압약'이라고 잘못 알고 있을 수 있다. 이런 일은 부모님 연세의 환자들에겐 아주 흔한 일이다. 우리 역시 어떤 질병으로 몇 가지 약을 먹고 있을 때 모든 약이 그 질병 자체를 치료하기 위한 것이라고 잘못 알고 있는 경우도 많다. 원본 처방전의 정보보다 더 정확한 것은 없다. 이런 이유로 우리는 처방전의 정보들을 사수해야만 한다.

다시 보는 진료실 안전의 치즈! 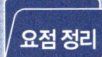 요점 정리

생명을 건 5분
진료실 안전을 위한 치즈

진료실 5분 동안 할 일	준다(GIVE)	받는다(TAKE)
무엇을?	1 증상(구체적인 숫자로) 2 과거력과 가족력 3 최근 한 달간 복용한 약 목록 4 알레르기 목록	1 진단명 2 치료 계획(치료법과 일정) 3 처방전 보관(사본이나 사진)
어떻게?	1 커닝페이퍼 훔쳐보기 2 동사로 대답한다. 모르면 모른다고 말한다. 3 증상 설명에 사진·동영상 이용	1 중얼대며 받아쓰자.

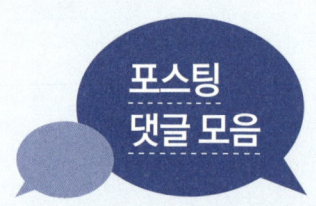
포스팅 댓글 모음

아이엠치즈는 어떤 의견이든 환영합니다! 진료실 안전에 대해 자유롭게 얘기해주세요.

- 😊 **댓글 1** 포스팅 잘 읽고 있습니다. 진료실 치즈를 읽다 보니 지난 번 약물 포스팅에서 언급했던 전자처방시스템이 생각나더라고요. 안전한 처방을 도와준다는 컴퓨터 시스템이요. 진료실에서도 환자 기록을 컴퓨터에 보관하는 것 같은데, 이렇게 해도 매번 환자가 과거 병력이나 기록을 다 말해줘야 하나요? 사실 과거력을 일일이 기억하는 게 쉽지 않아서요.

- 😎 **아이엠치즈** 정말 좋은 질문입니다. 대답은 "예, 말해줘야 합니다."입니다. 전자차트를 통한 개인의 의료 정보는 해당 의료 기관 안에서만 저장되고 있기 때문입니다. A병원의 기록이 B병원과 공유될 수 없습니다. 개인 정보의 보안 문제이고 서로 다른 시스템들이 물 흐르듯 연결되게 하는 것이 어려운 일이기도 합니다. 현재 많은 연구와 투자가 진행 중이긴 하지만 아직까지는 어떤 약을 쓴 적이 있는지를 필요한 순간에 알아서 띄워주는 수준에 이른 것은 아니랍니다. 따라서 아이엠치즈가 소개한 '환자가 주어야 할 정보들'은 반드시 본인이 직접 의사에게 전해주어야 하는 것들입니다.

- 😊 **댓글 2** 얼마 전 유방암 수술을 받고 처음 항암 치료를 받으신 어머니를 모시고 병원을 다녀왔는데 상담 시간을 재었더니 4분 20초 정도밖에 안 되더라고요. 항암 치료의 부작용이나 약물 치료 중 기분 같은 것을 물으시는데 막상 그 자리에서 떠올리려다 보니 시간이 금방 가더군요. 앞으로는 제가 미리 어머니께 여쭙고 상담받을 때 좀 더 정확히 대답하실 수 있게 도와드리려고 합니다.

🔵 **아이엠치즈** 기본적으로 한 명의 환자는 같은 시간을 할당받습니다. 그 아까운 시간을 증상을 떠올리느라, 예전에 앓았던 병을 기억해내느라 소비해버린다면 얼마나 아까운가요? 무얼 대답해야 할 지 준비가 된 환자는 의사에게 진단에 필요한 정보를 제대로 주는 것은 물론이고 본인이 궁금했던 것들까지 물어 답을 듣고 나옵니다. 만약 진료실 이용에 점수를 매길 수 있다면 어느 편이 높은 점수를 받을까요? 그리고 어느 편이 환자 본인을 위해 더 이로운 걸까요? 아이엠치즈 안전 수칙을 지키는 환자들은 똑똑한 환자, 그래서 더 안전한 치료를 받는 환자일 것입니다!

😊 **댓글의 댓글 1** 이 포스팅을 읽고 그동안 진료실에서 제가 어떻게 했었나 되돌아봤어요. 굉장히 '적극적인 환자'인 건 틀림없는데, 똑똑한 환자였는지는 잘 모르겠더라고요. 무슨 말이냐면, 진료실에 들어가면 항상 제가 무언가 말을 많이 했거든요! 뭔가 잘 대답하려고 하다 보니 정작 의사가 요청한 정보보다는 제가 하고 싶은 이야기들(가령 이 증상이 왜 나타났는지 내가 추측하는 원인)을 길게 설명하려고 애썼던 것 같아요.

🔵 **아이엠치즈** 맞아요. 이런 경우가 종종 있죠! 이를 방지하는 제일 좋은 방법은 앞서 보여드린 '내가 대답하게 될 질문'을 미리 정리해서 들어가는 겁니다. 미리 준비가 안 된 상태로 들어가면, 서론만 열심히 적다가 끝나버린 백일장처럼 될테니까요.

😊 **댓글 3** 저는 20대 후반 여성입니다. 자궁에 있는 혹 크기를 보기 위해 1년마다 초음파와 피검사를 하는데요. 얼마 전 병원에 갔더니 정작 혹 크기는 변화가 없는데 의사 선생님이 "젊은 분인데 당 수치가 좀 높네요. 혹시 단 거 좋아하세요?"라고 말씀하시더라고요. 그러면서 단 음식을 줄이고 운

동하라고요. 혹시 먹고 있는 약이 있냐고 물으시길래, 다른 질환으로 3개월째 스테로이드를 복용 중이라고 말씀드렸더니 그 탓에 당 수치가 높은 것 같다고 고개를 끄덕이셨어요. 솔직히 저는 당 수치와 스테로이드가 연관이 있는지 전혀 몰랐거든요.

아이엠치즈 잘하셨습니다. 사실 환자들이 생각하기에 별 상관이 없어 보이는 것들이 알고보면 서로 관련된 질환이나 증상인 경우가 종종 있습니다. 따라서 과거력이나 증상, 약물 등의 정보를 줄 때에는 '지금 병원에 온 이유와 관련 있어 보이는 것'으로 걸러서 말하지 말고, 의사의 질문 항목에 대해서는 모두 말해주는 것이 안전합니다.

댓글 4 의도하지 않게 저는 병원에서 '뭘 좀 아는 놈'인 척 할 때가 있어요. 의사 선생님이 치료 방법에 대해 설명해주면 주로 고개를 끄덕이면서 듣는데, 제가 다 알아듣는 것처럼 보이나봐요. 사실 아는 얘기를 할 때도 있지만 제대로 이해를 못했거나 듣고도 까먹는 경우도 많거든요.

아이엠치즈 그렇죠. 우리가 일상에서 대화를 나눌 때, 상대방의 말을 열심히 듣고 있다는 의미로 고개를 끄덕이거나 하는 경우가 참 많잖아요? 그런데 그런 버릇이 '정보를 정확하게 전달한다'는 관점에서 보면 꼭 바람직한 것만은 아니에요. 말하는 사람은 상대가 제대로 알아들었는지, 기억을 하는지에 대해 오해할 수 있기 때문이죠. 이런 이유로 진료실에서 '중얼거리며 받아쓰기'를 해야 하는 것입니다. 이와 관련해 잠시 실제로 있었던 다음의 사례를 한번 볼까요?

5세 어린이 환자가 열, 기침, 심한 두통 증상을 호소하며 부모님과 함께 응급실을 방문했다. 의사의 진찰, 신체 측정, 실험 검사 결과 모두 특이 사항이 발견되지 않았고, 바이러스성 감염이라는 진단을 받은 후 시럽 감기약을 먹고 퇴원했다. 의사로부터 "처방전 없이 살 수 있는 ○○감기약을 사서 몸무게 20kg인 어린이에 맞는 용량대로 먹이세요."라는 주의를 들었다.

큰 병이 아니라니 다행이라 생각하며 집으로 돌아온 가족. 돌아오는 길에 병원에서 말해준 감기약을 사왔다. 아이의 부모는 아까 응급실에서 정신없는 와중에 의사로부터 20이라는 숫자를 들은 것 같은데, 20ml를 먹여야 하나 고민한다. 약 겉포장을 보면 5세 아이는 6ml가 맞는 용량인 것 같은데, 아무래도 상태가 심하니 좀 더 많이 먹이라고 한 게 아닐까 싶다.

곧 아이는 20ml의 감기약을 먹는다. 그리고 갑자기 심하게 구토를 하기 시작한다. 오른쪽 윗배가 너무 아프다고 한다. 아이는 정신도 희미해지는 듯 축 늘어져버렸다. 부모는 아이를 둘러업고 다시 병원으로 달려갔고, 며칠간 입원해 치료를 받았다. 감기약을 과량 복용한 것이다.

병원이라는 곳에서는 아무리 똑똑한 사람이라도 의사의 입에서 쏟아지는 정보를 머릿속에 다 기억해서 나올 수는 없습니다. 의사들은 긴 질문거리를 적어서 오거나 의사가 하는 말을 일일이 적어가는 환자들을 두고 "너무 적극적이라 무섭다."는 우스갯소리도 하지만, 결국은 이것이 환자의 안전과 최상의 결과를 위해 의료진들과 환자 모두에게 도움이 된다는 것을 잘 알고 있습니다. 병원에 갈 때 커닝페이퍼와 펜은 필수품이라는 것을 잊지 마세요. 잘 적어 가고, 잘 적어 오는 것이죠! 혹시라도 적어 오지 못했는데 제대로 기억도 나지 않을 때는 병원에 전화해서 반드시 확인하도록 하세요.

스페셜 포스팅

100만의 추락
낙상 이야기

　식탁 위의 꽃병이 바닥에 떨어지면 쨍그랑 산산조각이 난다. 우리 몸도 마찬가지다. 몇십 킬로그램의 사람 몸이 바닥으로 떨어지면 뼈가 부러지거나 뇌 안의 혈관이 터져 뇌출혈이 생길 수도 있고, 배 속 장기가 충격으로 상처를 입을 수도 있다. 얼핏 들으면 별것 아닌 것 같아도 '넘어진다'는 것은 생각보다 큰일이다. 노년층일수록 더욱 그러하다.

　나이가 들면 몸에 힘이 없어져 조금만 발을 잘못 디뎌도 쉽게 넘어질 수 있고, 시력이나 균형 감각이 떨어져 넘어지기도 한다. 그런데 병원에서는 노년층은 물론 20대 건장한 청년들도 이런 사고에 주의해야 한다. 검사를 받느라 오래 앉아 있거나 누워 있다가 갑자기 일어날 때 어지러움을 느끼며 넘어질 수 있고, 입원한 경우라면 계속 누워 있다가 화장실에 가려고 가끔씩 일어날 때도 그렇다. 게다가 병원의 침대나 검사대는 이불을 깔고 눕는 온돌방과는 달리 책상이나 식탁처럼 높이가 매우 높다. 꽃병처럼 환자의 몸도 '깨질 수' 있는 것이다.

이런 이유로 21세기 최첨단 의료 환경에서도 낙상(넘어짐)은 국제적으로 가장 중요한 환자 안전 문제 중 하나로 꼽힌다.[4] 사실 병원이나 병실 주위를 둘러보면 낙상 예방에 관한 포스터들이 여기저기 붙어 있다. 관심이 없어 그동안 무심코 지나쳤다면 이제부터라도 낙상의 위험성과 낙상 예방법에 대해 관심을 기울이자. 환자 한 명당 간호사나 간병인 한 명이 24시간 붙어 있지 않은 이상(붙어 있더라도) 낙상 사고를 아예 막을 수는 없다. 낙상을 원천 봉쇄하기 위해 환자가 화장실에 가지 않아도 되게끔 항상 소변줄을 꽂아놓고, 침대에서 자세를 바꾸다 떨어지는 일이 없도록 꽁꽁 묶어둘 수는 없지 않은가(발작을 할 가능성이 있을 땐 그러기도 한다).

다행히 낙상을 막기 위한 치즈들이 이미 많이 개발되어 이용되고 있다. 그중에서 환자들이 알아야 할 것은 다음 두 가지다. 뻔뻔해지는 것과 안전띠를 하라는 것!

---

[4] 미국에서는 매년 병원에서 70만~100만 건의 낙상 사례가 발생한다.

🧀 아이엠치즈 낙상 방지의 치즈

　첫 번째 치즈는 침대에서 나올 때 '뻔뻔해지는 것'으로, 모든 낙상 방지 치즈들의 기본이다. 사람들은 대부분 누군가를 귀찮게 하는 것을 꺼리는데 그런 탓에 병실에 있을 때마저 누군가에게 부탁하는 것을 미안해한다. 한밤중 화장실에 가려고 옆에서 나를 돌보다 잠든 아들을 깨우는 것은 너무 미안하다. 평소엔 혼자 하던 일인데 누군가의 도움을 받으려니 약간 부끄럽다는 생각이 들어 '혼자 하고 말지.'라고 할 수도 있다. 하지만 환자들에겐 안전을 위해 누군가를 귀찮게 할 권리가, 아니 의무가 있다. 입원해 있는 동안만은 뻔뻔해져야 한다. 몸이 쇠약해져 있는데 침대에서 혼자 나오려고 시도하는 것은 사고의 가능성을 높이는 것이다. 검사실에서도 마찬가지다. CT나 MRI, 초음파검사 등 꽤 오랜 시간 누워 있다가 일어나는 경우 모두 마찬가지다 (220페이지).

> ✚ **낙상 요주의 순간 No.1 화장실 갈 때**
>
> **1. 병실에서**
>
> 성인이라면 "화장실 가고 싶어. 도와줘." 같은 말은 평소엔 누구에게도 하지 않는다. 하지만 병실에 누워 있는 환자라면 반드시 해야 한다. 누군가 화장실까지 동행할 필요는 없더라도 침대에 누워 있다가 일어나 땅에 발을 내딛는 순간만큼은 꼭 환자를 도와줘야

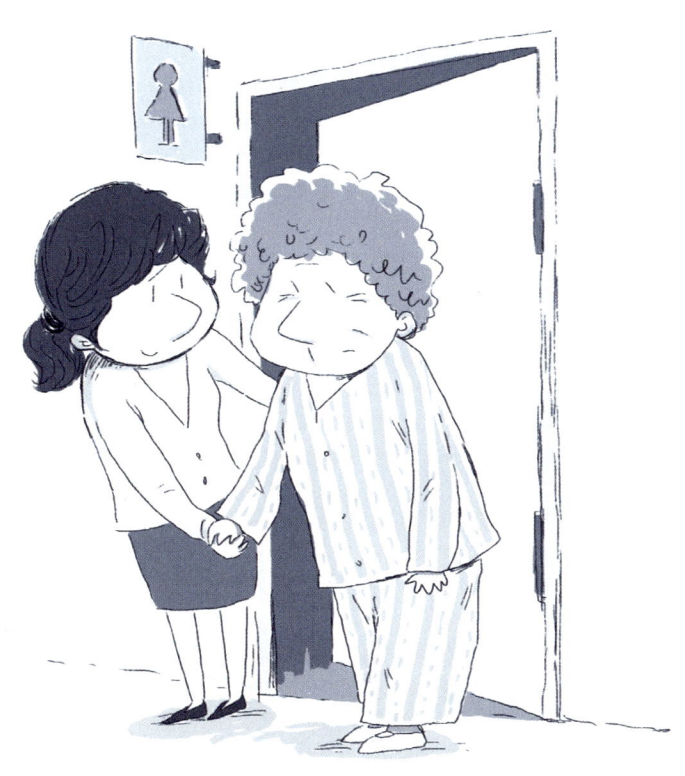

한다. 핑 도는 순간, 후덜덜 다리가 풀리는 순간 환자의 뼈는 부러질 수도 있다.

2. 화장실에서

화장실 변기에서 일어서는 순간도 위기다. 보호자가 함께 가더라도 화장실 안에는 혼자 들어가는 경우가 많다. 이때 급히 일어나려고 하면 안 되고, 벽에 안전바가 있으면 반드시 손으로 잡고 체중을 지탱하며 일어나야 한다. 바닥에 물기가 있어 미끄러울 수 있기 때문에 몇 배로 주의가 필요하다.

화장실 갈 때가 아니라도 환자, 특히 어르신을 돌보고 있다면 반드시 "필요한 게 있거나 화장실 가고 싶은데 자신 없으면 꼭 얘기하세요. 미안한 마음으로 혼자 하려다 넘어지는 경우가 많으니 괜히 돌보는 사람 마음 아프게 하지 마시고요."라고 말씀드리자. 병실 침대 머리맡에 간호사 호출 버튼이 있다면 아무도 옆에 없을 때를 대비해 사용법을 알려드리는 것도 필수다.

두 번째 치즈는 안전띠다. 집에 있으면 웬만해선 침대에서 떨어지지 않는다. 하지만 아파서 누워 있는 병원 침대에선 이런 일이 꽤 자주 일어난다. 이런 낙상 사고를 막기 위해 병원 침대 양편에는 올리고 내릴 수 있는 난간이 달려 있는데, 이 난간을 늘 올려두는 것이 안전의 원칙이다. '화장실 갈 때마다 내렸다 올렸다 하려니 불편해서 그냥 내려놓지 뭐.' 하는 생각은 자동차를 타고 내릴 때마다 안전띠를 채우려니 불편하다며 아예 매지 않는 것과 같다. 병원에 입원해 있거나 입원한 가족을 돌보고 있다면 항상 그 난간이 올라가 있는지를 챙기자.

낙상은 남의 일 같지만 병원에 있는 환자라면 무척 겪기 쉬운 사고다. 앞으로 혹시 병원 복도에서 '낙상 방지를 위한 수칙'들을 보게 된다면, 남의 일이 아니라 나의 일, 나의 아이, 부모님의 일이라는 것을 떠올리자. 낙상 사고로 몇 주, 몇 달 더 치료를 받아야 할 수도 있다는 것, 하지만 이런 안전 사고는 침대에서 나와야 할 때 누군가에게 도움을 청할 수 있는 뻔뻔함과 침대의 안전 난간만 있으면 꼭 막을 수 있다는 사실을 꼭 기억하자.

그 외에도 병원들은 각 병원의 상황에 맞게 다양한 수칙들을 만들기도 한다. 이런 수칙들은 병실이나 병원 복도에 포스터를 붙여 알리거나 입원할 때 설명해주는 등의 방법으로 전달된다. 예를 들면 휠체어에 타고 내릴 경우 안전 브레이크를 반드시 채워야 한다는 것, 침대에 오르내릴 때 링거줄이 엉키는 것을 주의하라는 것 등이다. 무척 중요한 수칙들이지만 일일이 외우면서 지키기는 힘드니 이 한 가지만 기억하자. 낙상 방지를 위한 치즈의 원리는 '환자 혼자 무언가를 해결하게 하지 않는다'는 것.

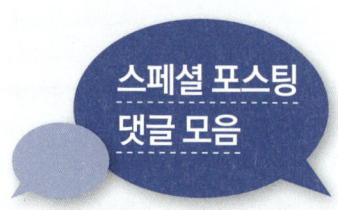
스페셜 포스팅
댓글 모음

아이엠치즈는 어떤 의견이든 환영합니다! 낙상 안전에 대해 자유롭게 얘기해주세요.

- 😊 **댓글 1** 50대 후반인 저희 어머니는 평소 굉장히 건강하신 편입니다. 그러다 우연히 심장 혈관이 좁아졌다는 진단을 받고 스텐트 삽입 수술을 받게 되셨어요. 수술은 성공적이었고 며칠간 병원에서 지켜본 뒤 퇴원하기로 하셨습니다. 워낙 건강에 자신이 있으셨던 터라 수술 뒤에도 "빨리 회복하려면 무조건 걸어야 한다." 하시며 화장실도 자꾸만 혼자 가셨죠. 그러다 사흘째 되던 날 화장실 변기에서 일어나다가 넘어지셨어요. 순간 힘을 잃으셨다고 해요. 손으로 바닥을 짚으셔서 손목 뼈에 금이 가는 정도에서 멈추었지만 정말 아찔했어요.

- 😊 **댓글 2** 저는 30대 후반 남자인데요, 입원해 있던 중 화장실에 갔다가 세수를 하고 거울을 보는데 갑자기 몸이 앞으로 기우는 거예요. 평소 같으면 그러지 않았을 텐데, 중심을 잡을 수가 없더라고요. 결국 거울에 쿵 하고 이마를 찧고 나서야 손으로 세면대를 붙잡고서 간신히 중심을 잡을 수 있었어요. 정말 잠깐 사이였는데 몸이 마음대로 움직이지 않더라고요.

- 😊 **댓글 3** 저는 20대 여대생입니다. 아빠가 위암 수술을 받고 입원 중이시고요. 며칠 전 엄마는 집에 빨래를 하러 가셨고 저 혼자 아빠를 돌보고 있었지요. 누워계시는 게 너무 지루하셨는지 잠시 침대에 걸터앉고 싶다고 하시더군요. 저는 아빠의 왼편에서 아빠의 상체를 들어올리고 있었어요. 그런데 거의 다 앉으셨을 무렵 아빠 몸이 반대편으로 기우는 거예요. 분명히 의식은 있으셨는데 슈욱 하고 순식간에 몸이 넘어가버린 겁니다. 다행히 몸이 땅에 닿기 직전 이를 지켜보던 옆 침대 환자의 보호자가 순

간적으로 아버지를 부축해주셔서 바닥에 떨어지는 사고를 피할 수 있었답니다. 너무 당황스러웠어요. 정말 잠깐 사이였던데, 수술을 받긴 했어도 말씀도 잘하시고 건강하신 것처럼 보였거든요.

댓글 4 26세 남자입니다. 아버지께서 수술을 받으시고 회복 중이시죠. 아이엠치즈도 잘 읽었고, 병원에서 나눠준 자료에 낙상이라는 것의 위험성이 많이 강조되어 있어서, 정말 잠시도 게을리한 적이 없었어요. 퇴원을 하신 뒤 집에서 요양 중인 요즘도 마찬가지였습니다. 어머니와 저, 그리고 동생 중 누구 한 명은 반드시 아버지 곁에 붙어 있고, 절대 혼자 걷지 않도록 신경 쓰고 있었어요. 그런데 엊그제 제가 아버지를 목욕시켜 드렸거든요. 머리를 감기고 몸을 씻겨 드린 후 일으켜드린 다음 준비해 둔 수건으로 몸을 닦아드리고 있었어요. 그런데 수건이 작아서인지 아버지 몸에 물이 남아 있었죠. 저는 욕실 수납장 안에 들어 있는 수건을 꺼내려고 1~2초쯤 아버지에게서 눈을 떼었습니다. 수건을 들고 고개를 돌리려는 찰라 쿵 소리가 들리는 거예요. 아버지는 그 짧은 시간에 넘어지셨어요. 참 난감했습니다. 몇 주간의 입원, 그리고 퇴원해서 지금까지 늘 붙어 있었는데 수건을 가져오는 몇 초 사이에 넘어지시다니요. 다행히 어디가 부러지거나 하지는 않으셨지만, 마음이 너무 안 좋았어요.

아이엠치즈 여러 사연을 들으니 모두들 힘든 상황을 겪으셨네요. 낙상이 참 난감한 이유는 예측하지 못한 순간 일어나기 때문입니다. 병원에서는 나이나 과거력 등의 환자 정보를 이용해 낙상이 더 잘 일어날 것 같은 고위험군 환자를 파악하고 그들에게 인력을 더 배치하는 등의 방법을 통해 낙상을 예방하려는 노력을 하고 있습니다. 하지만 여러분들이 써놓으신 것처럼 아무리 병원, 보호자, 환자 본인이 노력을 하더라도 워낙 찰나에 발생하는 일이라 예방이 쉽지 않습니다. 낙상을 막기 위해 환자들은 일단 '본인의 몸 상태를 믿지 말자.'라는 원칙을 기억합시다. 막 입원해 약물 치료를 받거나 수술을 받아 아픈 몸에 적응이 안 되어 있을 때, 바로 그때가 넘어지기 쉬운 때입니다.

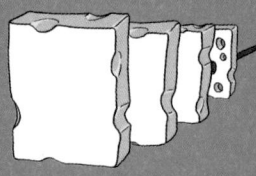

" 환자의 정보를 잘못 넘겨받았거나
주고받는 과정에 문제가 생긴다면 어떻게 될까? "

세 번째 치즈

1+1
> 수술실, 검사실, 입원실 이야기

- 📄 **포스팅1** "어! 이 다리가 아닌데….". 55세 M씨 이야기
- 📄 **포스팅2** 병원의 틈 이해하기: 핸드오프
- 📄 **포스팅3** 아이엠치즈 수술실 수칙: 당신이 잠들기 전까지
- 📄 **스페셜 포스팅** Y의 수술실 치즈 현장 탐방: 당신이 잠든 사이
- 📄 **포스팅4** 아이엠치즈 검사실 수칙
- 📄 **포스팅5** 아이엠치즈 입원실 수칙
- 📄 **요점 정리** 다시 보는 핸드오프 안전의 치즈!
- 📄 **포스팅 댓글 모음**

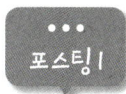

"어! 이 다리가 아닌데…."
55세 M씨 이야기

의사 X는 빠른 판단력과 손놀림, 따뜻한 성품으로 존경받는 베테랑 외과 의사였다. 경험이 많은 만큼 수술 결과도 병원에서 손꼽을 만큼 단연 좋았다. 오늘도 어김없이 그는 아침부터 분주하다. 오전 8시 30분, 깨끗하게 씻은 양팔을 허공에 쳐들고 3번 수술실로 들어간다. 간호사는 완벽하게 소독된 수건을 그에게 건넨다. 수술 부위의 소독을 마치고 그를 기다리고 있던 레지던트는 많은 수술을 X와 함께한 사람답게 간결하고 정확하게 환자의 수술에 대해 설명한다(그의 입에선 의학 용어가 쏟아져 나왔겠지만 여기서는 쉽게 풀어보기로 한다).

> "55세 환자 M, 당뇨병을 오래 앓아왔기 때문에 감각 신경이 상한데다 혈액 공급도 원활하지 않아 오른쪽 다리를 절단해야 함. 반대편 다리도 비슷한 증상이 시작되어 언젠가는 절단해야겠지만 일단 증세가 더 심한 오른쪽을 우선 절단하기로 함."
>
> X는 고개를 끄덕이며 환자의 오른쪽에 자리를 잡고, 환자의 오른쪽 다리를 쳐다본다. '절단할 부위는 무릎 아래. 의족을 이용하면 휠체어 없이도 생활할 수 있겠군.'
>
> 환자의 심장 박동과 혈압 상태를 보여주는 화면을 지켜보던 마취과 전문의는 X를 향해 가볍게 고개를 끄덕인다. 환자가 완벽하게 마취에 들어갔다는 신호다. 모든 준비는 끝났고 X는 자신을 도와줄 레지던트와 간호사들을 둘러본 후 크게 숨을 한 번 몰아쉬고 나즈막히 말한다. "시작합시다."
>
> 7시간 후 회복실.
>
> '여기가 어디지?' 환자 M은 다리에서 느껴지는 통증에 눈을 떴다. 마취가 풀리면서 통증이 점점 심해진다. 상체를 움직일 수 있게 된 그는 침대의 난간을 붙잡고 몸을 일으켜 자신의 다리를 내려다보고는 소스라치게 놀란다.
>
> "내가 수술받기로 한 다리는 왼쪽이었잖아!"

위의 사례는 1995년 미국의 한 병원에서 실제로 있었던 '윌리 킹Willie King' 사건을 각색한 것이다. 그는 절단해야 할 다리 대신 아직 잘라내지 않아도 될 반대편 다리를 잃는 황당한 사고를 수술실에서 당했다. 도대체 어디에서 문제가 생긴 것일까? 경험 많은 의사가 착각을 한 것일까?

이 사건은 20년도 지난 사건이지만 보통 '환자 안전 사고'라고 할 때 흔히 떠오르는 잘못된 수술의 전형적인 예다. 부주의한 의사의 순간적 실수로 생각하기 쉽지만, 여기엔 현대 의료에 대한 조금 더 원론적인 문제가 담겨 있다. 바로 의료의 전문화에 따른 틈이다.

의학의 발전을 한마디로 요약하면 특정 의료 분야의 '달인'을 양성하는 것이다. 내과 전문의가 되려면 기본적으로 10년이 넘는 교육 과정을 마쳐야 하고, 그 후에도 심장 내과, 호흡기 내과와 같은 세부 전공 분야에서 경험을 쌓는다. 이 과정을 거치며 의사들은 자신이 담당하는 영역의 달인이 된다. 간호사, 약사, 방사선사, 채혈사 등 다른 의료인들도 비슷한 과정을 거쳐 각 분야의 전문가가 된다.

이렇게 의료가 분업화, 전문화된 덕분에 우리는 예전엔 고칠 수 없던 병들도 치료할 수 있게 되었고, 의료인들은 본인의 전문성을 더욱 키워나가며 치료에 임할 수 있게 되었다. 그런데 그 대가로 병원이 갖게 된 것이 바로 그 전문 분야와 전문가들 사이의 틈이다.

예를 들어 어떤 환자가 병원에 입원을 하면, 그 환자는 병동에서 자신을 돌봐주는 간호사들, 증상에 따라 의견을 주는 세부 분과의 전문의들, 검사실 직원들 등 적어도 수십 명의 의료인들로부터 치료를 받게 된다. 이 과정에서 각 분야의 의료인들은 환자에 대한 정보를 주고받게 되고, 환자가 자신의 영역으로 넘어오면 넘겨받은 정보를 바탕으로 최선의 치료를 한다. 그런데 이때 각각의 의료인이 아무리 실력이 뛰어나다고 해도 넘겨받은 환자의 정보가 잘못 되었거나 충분하지 않다면 어떻게 될까? 만약 정보를 주고받는 과정에 문제가 있다면?

치료는 엉뚱한 방향으로 가기도 하고, 계획대로 행해지지 않기도 한다.[a] 위 사례의 의사 X도 마찬가지다. 그는 눈 감고도 그 수술을 해낼 수 있는 달인이었고 M씨의 다리 수술 또한 완벽하게 해냈다. 문제는 수술실까지 가는 동안 환자의 정보가 여러 사람의 손을 거쳐 전달되면서 '왼쪽' 대신 '오른쪽' 다리라는 잘못된 정보가 전해졌다는 사실이다.

이제부터 알아볼 치즈의 핵심은 바로 이것, 병원 이용 과정에서 생기는 틈과 이때 손실될 수 있는 환자의 정보에 대한 것이다. 이런 틈은 비단 수술실뿐 아니라 병원을 이용하는 전 과정에 걸쳐 생길 수 있기 때문에 이미 병원에서도 치즈를 세우기 위해 엄청난 연구와 투자를 하고 있다. 그 치즈들을 이해하고 나면 환자로서 우리가 무엇을 할 수 있는지도 자연스럽게 보일 것이다.

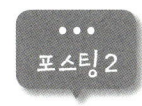

병원의 틈 이해하기
핸드오프

지난 포스팅에서 병원의 틈을 해결하기 위해 '환자의 정보가 전달되는 순간'에 주목해야 한다고 했다. 이렇게 의료인이 환자에 대한 정보를 주고받는 순간을 통틀어 '핸드오프 Handoff'라고 한다. 영어로는 '손을 털다'라는 의미이고, 우리말로 하면 '인수인계' 정도로 해석할 수 있다. 환자의 입장에서는 반대로 담당 의료인이 바뀌는 순간이 될 것이다. 그렇다면 병원에서 핸드오프가 생기는 순간은 언제일까? 수많은 핸드오프의 순간들도 다음 두 가지로 좁혀진다.

시간 변화에 따른 핸드오프

대표적인 핸드오프의 순간은 입원한 환자를 두고 의료진이 근무 교대를 하는 경우다. 대부분의 환자들은 '근무 교대'라는 것을 특별히 중요하게 생각하지 않지만, 입원한 환자가 있는 모든 병동의 의료진들은 근무 교대라는 핸드오프를 통해 지난번 근무자로부터 환자에 대한 정보를 넘겨받고, 이를 바탕으로 치료를 이어가게 된다.

장소 변화에 따른 핸드오프

환자가 치료, 처치, 수술, 혹은 검사를 받기 위해 병원의 다른 장소로 이동하는 모든 경우도 핸드오프에 포함된다. 만약 어떤 입원 환자가 담당 간호사의 관리를 받다가 CT검사실로 이동한다면 담당 간호사와 검사실 직원 사이에 핸드오프가 있게 된다. 간호사가 직접 검사실까지 환자를 안내한 뒤 검사지를 제출하며 핸드오프를 수행할 수도 있고, 중간에 환자이송담당자가 등장해 휠체어로 환자를 검사실로 안내하며 핸드오프를 수행할 수도 있다. 수술 환자라면 수술을 받으러 가는 과정에서 입원했던 병동과 수술실 의료진 사이에 대규모 핸드오프가 이뤄질 것이다. 이렇게 여러 인력들간에 환자와 환자 정보가 이동하는 과정이 모두 핸드오프에 해당한다.[1]

그런데 핸드오프와 관련된 치즈들은 병원이 세운 다른 치즈들과는

---

1 앞선 포스팅에서 살펴본 진료실에서 환자가 처방전을 받아 나오는 것도 큰 의미의 핸드오프라고 볼 수 있다.
2 2006년 시작된 세계보건기구의 'High 5'라는 프로젝트는 핸드오프 커뮤니케이션을 손 씻기, 약물 안전, 올바른 부위의 올바른 수술(치료) 등과 함께 환자 안전을 지킬 중요한 이슈로 꼽았다.

조금 달리, 환자가 참여해야만 작동하도록 만들어져 있고, 참여하지 않으면 완벽한 치즈가 될 수 없다. 핸드오프의 핵심은 환자에 대한 정보를 정확히 전달하는 것인데, 복잡한 병원 이용 과정 중에도 정보를 항상 정확하게 갖고 있는 유일무이한 존재가 바로 환자 자신과 보호자이기 때문이다.

이제부터 병원은 핸드오프와 관련해 어떤 치즈를 세워놓았고, 우리는 어떻게 치즈의 역할을 할 수 있는지 알아보기로 하자. 병원에서 핸드오프가 일어나는 가장 대표적이고 중요한 장소인 수술실, 검사실

＋ 당신이 궁금한 이야기

"병원의 안전에서 핸드오프는 얼마나 중요한가요?"

미국의 대표적인 병원 인증 기관 TJC가 조사한 바에 따르면 1995년부터 2004년까지 발생한 약 3천 건의 사고 사례들을 분석한 결과, 셋 중 두 건은(65%) 의료진 간의 커뮤니케이션(의사소통) 문제가 원인이었던 것으로 나타났다. 2005년에는 그 비율이 70%까지 올라갔는데, 이런 커뮤니케이션 문제들이 적어도 절반은 핸드오프 상황에서 일어났다고 한다.

이런 이유로 세계보건기구(WHO)[2]도 환자 안전의 이슈 중 핸드오프의 중요성에 대해 매우 강조하고 있고, 병원들 역시 핸드오프에서의 문제를 해결하기 위해 필요한 정보를 전산으로 넘겨주는 시스템을 이용하는 등 그동안 많은 연구와 투자를 해왔다. 대표적으로 지난 포스팅에서 보았던 엉뚱한 부위에 수술을 하는 등의 경우를 막기 위해서다.

앞으로 의료가 발전하고 전문화될수록 한 분과나 한 명의 의료인이 담당하는 영역은 더 깊고 좁아질 것이다. 이에 따라 핸드오프의 횟수는 더욱 늘어날 것이고, 환자 안전에 있어서 핸드오프는 점점 중요해질 수밖에 없다.

그리고 병원 입원실의 상황에 대해 살펴볼 것이다. 이 세 가지 주요 상황만 알아두면 병원에서 벌어지는 모든 핸드오프를 이해하고, 우리의 치즈를 세우기에 충분하다.

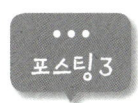

아이엠치즈 수술실 수칙
당신이 잠들기 전까지

'환자에게' 수술이란, 수술 시간이 되면 병실에서 수술실로 옮겨진 후 마취에 빠지고 깨어나면 회복실에 누워 있는 간단한 과정이다. 수술 과정은 복잡하겠지만 어차피 그 시간 동안 환자는 잠들어 있으니 알 길이 없다. 수술에 대한 두려움과는 별개의 문제다.

환자 개인에게는 이렇게 단순해보일 수 있지만 한 걸음 물러나 수술실이라는 공간 자체를 살펴보면 차원이 다른 이야기가 된다. 큰 병원의 수술실 구역을 위에서 내려다보면 수술 침대가 있는 수술실이 수십 개 모여 있다. 오전 9시, 1번 방에 수술이 예정되어 있다면 그곳엔 수술 전 검사와 전 처치가 완전히 끝난 환자, 수술을 집도할 외과 의사, 마취 의사, 수술을 도울 다른 의사와 간호사, 수술에 이용될

많은 장비와 도구들이 시간에 맞춰 도착해 있을 것이다.[3]

큰 병원에서는 이런 수술실 수십 개가 동시에 돌아가고, 각 수술실에선 하루에 여러 건의 수술이 이뤄진다. 나에게는 지금 이 수술이 전부이지만 병원 전체로 보면 하루 수백 건 수술 중에 하나인 셈이다. 그만큼 수술실은 그 자체만으로도 병원 내에서 매우 복잡한 곳으로 꼽힌다.

게다가 한 환자가 수술을 받기까지는 대규모의 핸드오프가 여러 차례 일어난다. 위 부위에 수술을 받는다면 몇 명의 전문 의료인들을 만나고, 몇 번의 핸드오프를 겪게 될까?

> **⊙ 수술 환자 A의 시각에서 바라본 본인의 정보 전달 과정**
> 1 가장 먼저 외과 전문의와 상담을 한 후 수술받기로 하고 입원한다.
> 2 입원 후 수술할 때까지 인턴, 레지던트, 간호사가 나를 담당한다.
> 3 수술 당일, 수술실로 나를 옮기는 사람은 처음 보는 환자이송담당자일 수 있다. (큰 병원들은 환자이송요원 업체를 이용하기도 한다.)
> 4 수술실에 도착하면 다시 나는 수술실에서 일하는 의료진들과 만나게 된다.
> 5 수술실 안에서 마취과 의사가 내게 마취를 한다.
> 6 그리고 나서야 나를 수술하기로 했던 집도 외과 의사를 만나게 된다.

---

[3] 이렇게 환자, 의료인, 그리고 장비를 한곳에 모아 제 시간에 수술을 시작하는 것도 만만치 않은 일이다. 의사가 외래나 병동에서 환자를 보고 온다거나 응급 환자를 보고 오느라 예정보다 늦게 도착할 수도 있고, 앞 수술이 생각보다 어려워서 지연될 수도 있다.

수술을 한 번 받으려면 이렇게 환자가 물리적으로 여러 차례 이동하고, 이때 환자의 신원과 질병에 대한 정보들도 함께 이동된다. 수술 시작 직전까지 수차례 핸드오프가 발생하는 것이다. 수술을 마치고 회복실로 이동할 때 역시 수술실 의료진과 회복실 의료진 사이에 핸드오프가 발생한다. 결국 환자의 입장에선 핸드오프가 있을 때마다 담당 의료인들이 계속해서 바뀌게 된다. 병동 간호사가 수술실, 회복실까지 계속 따라다니지는 않는다는 이야기다.

　수술실이 얼마나 복잡한 곳이고, 많은 핸드오프가 일어나는지 이해했다면 지금부터 이를 해결하기 위해 세워둔 병원의 치즈들에 대해 알아보자. 여기엔 우리의 역할도 포함되어 있다.

✚ 두 개의 알(2R)

수술실에서 핸드오프와 관련해 가장 중요한 안전 키워드는 바로 다음 두 가지다.

올바른 환자(Right Patient)의 올바른 부위(Right Site)에 수술을 하는 것. 수술이라는 것의 특성상 이 두 가지 중 하나라도 잘못되면 환자에겐 매우 치명적인 해가 될 수 있기 때문에 환자 안전에서는 가장 중요하게 다루고 있는 사항들이다.

수술실에 세운 병원의 치즈

병원에서는 정보 교환 과정의 틈을 막기 위해 다음과 같은 치즈들을 세워 이용하고 있는데, '여러 번 점검'하는 것이 기본이다.

> ⊙ **수술실 안전을 위한 병원의 치즈**
> 1 수술실로 옮기기 전(예: 수술 전날) 환자의 피부에 수술 부위를 표시한다.
> 2 수술 당일, 수술 시간이 되면 병실에서 환자의 신원을 확인한 후 수술실로 옮긴다.
> 3 수술 대기실에서 간호사가 환자 이름과 수술 부위 등을 확인한다.
> 4 수술실에 들어가 수술대 위로 환자를 옮기고, 마취를 하기 직전 마취과 의사가 다시 환자의 이름과 수술 부위를 확인한다.
> 5 마취 및 수술 준비가 끝나면 수술을 시작하기 직전, 집도 의사와 보조 인력이 모두 있는 상태에서 잠시 모든 동작을 멈추고 타임아웃(Timeout)이라는 것을 행한다. 환자 이름과 나이, 수술 부위 등 중요한 정보들을 크게 말하는 것인데, 예를 들어 담당 의료인이 "아무개 48세 남자, 우측 서혜부 탈장 수술 맞습니까?"라고 하면 수술에 참여하는 사람들이 확인 후 "맞습니다."라고 대답한다. 이 과정이 끝나야 수술이 시작된다.

올바른 환자, 올바른 부위에 수술하기 위해 이렇게 수술 전까지 이름과 수술 부위 확인만 여러 차례 이뤄진다. 효율성 면에서 따져보면 병실에서부터 수술 시작 전까지 네다섯 번씩 똑같은 것을 확인하는 것이 시간 낭비로 보일 수 있다. 특히 마지막의 타임아웃은 더더욱 이상해 보일 수 있다. 분명 방금 환자를 확인하고 데려왔고, 대기실에서, 마취하기 직전에도 확인을 거쳤는데 또다시 같은 말을 반복하니 말이다. 마치 네 명이 식당에 들어가 국수 전골을 시킨 뒤 음식이 나오면 "우리 앞에 있는 게 국수 전골 맞습니까?", "네, 맞습니다."라고 크게 소리 내어 확인한 후 밥을 먹는 우스꽝스러운 상황처럼.

그럼에도 불구하고 이 모든 것들을 여러 번 시행하는 것은 안전 때문이다. 이런 치즈를 세워야만 핸드오프에서의 틈을 막고, 잘못된 환자에게 잘못된 부위를 수술하는 것을 막을 수 있다. 이름과 수술 부위를 한 번 더 점검할수록 더 안전해지는 것이다. 여러 장의 안전한 치즈들이 겹겹이 쌓이게 되기 때문이다.

아이엠치즈 수술실 안전 수칙

수술실의 핸드오프에서 중요한 점은 올바른 환자, 올바른 부위를 확인하는 병원의 치즈에 매번 환자들의 역할이 요구된다는 사실이다. 환자들에게 수술 직전까지 계속해서 이름, 나이, 생년월일, 수술 부위, 수술명 등을 묻고 확인하기 때문이다.

> **의료진이 물을 때마다 이름, 나이, 수술 부위를 정확히 대답한다**

환자의 입장으로만 보면 사실 귀찮을 수도 있는데, 특히 나이 드신 어른들은 이 과정에 대해 불평을 많이 한다.

오전 9시. 65세 김병수 환자는 곧 수술을 받기로 되어 있다. 처음으로 받아보는 수술. 가족들에게 티를 내지는 않았지만 드디어 TV에서만 보던 밝은 조명의 수술실에 눕게 된다는 생각에 두렵기도 하고 긴장도 된다. 입원해 있던 지난 며칠간 나를 너무나 잘 돌봐준 간호사들, 특히 오전 시간을 담당했던 김 간호사는 친딸처럼 느껴질 정도다. 이제 시간이 된 듯. 김 간호사가 들어온다. 그런데 이상하게 오늘 김 간호사의 표정은 다른 때와는 달리 무언가 딱딱하고 사무적인 느낌이다.

"환자분 성함이 어떻게 되세요?"

"김병수요, 알면서 뭘 물어…."

이어서 어디를 수술받는지도 묻는다. 김 간호사가 왜 이러나 싶다.

그녀는 이제 수술 받으러 갈 시간이라면서 침대를 끌고 나간다. 엘리베이터를 타고 복도를 따라 한참을 가다 멈춘 곳에는 〈수술대기실〉이라는 팻말이 붙어 있다. 김 간호사는 나 말고도 한두 명의 환자가 더 있는 방에 나를 데려다놓고 다른 색 가운을 입은 누군가와 잠깐 이야기를 나눈다. 잠시 후 원래의 그 상냥한 말투와 미소로 "수술 잘 받고 오세요, 할아버지."라고 인사를 한 다음 방을 나선다. 곧 김 간호사와 대화를 나누었던 이가 내게 오더니 다짜고짜 묻는다.

"환자분 존함이 어떻게 되시죠? 연세는요? 오늘 무슨 수술받으십니까?"

'방금 김 간호사가 날 인계해주고 갔는데 나 보고 또 누구냐니?' 수술 때문에 긴장되어 죽겠는데 왜 귀찮게 또 물어보는 건지 알 수가 없다.

> 잠시 후 수술방으로 옮겨진다. 수술대 위에 누워 천정의 둥그런 조명을 넋 놓고 바라본다. 수술실이란 곳은 생각보다 좁다. 옆을 돌아보니 처음 보는 젊은 남자 한 명이 다가오고 있다.
> 저 사람은 의사인가? 간호사인가? 수술실에서 일하는 사람들은 병실 사람들과 전혀 다른 옷을 입고 있어서 의사인지 간호사인지 알 수가 없다. 내 옆에 선 그는 손에 든 차트를 읽어보더니 고개를 들어 나를 보며 입을 연다.
> "할아버지, 성함이 어떻게 되세요?"
> "야 이 사람아 벌써 몇 번째인가. 이놈의 병원은 일을 왜 이렇게 하는 거야!"
> 수술받기 전 잔뜩 예민해진 그는 짜증이 밀려와 버럭 소리를 지르고 만다.

환자들이 생각할 수 있는 불만을 재미있게 묘사한 것이지만, 사실 환자를 확인하는 데 있어 '조금 더 영리한 방법이 없을까' 하는 의문이 드는 것이 사실이다. 이렇게 환자에게 수차례 이름과 부위를 묻는 것이 최선일까?

정답은 현재까지는 반복적으로 신분을 확인하는 것만큼 쉽고 확실한 치즈가 없었다는 것이다. 2009년 세계보건기구에서 발행한 120페이지가 넘는 안전한 수술 가이드라인 Safe Surgery Guideline에도 이런 반복 점검이 강조되어 있다. 현재 여러 병원들이 시행하고 있는 오중, 육중 점검도 이런 가이드라인에 포함된 규칙을 따른 것이다. 대부분의 병

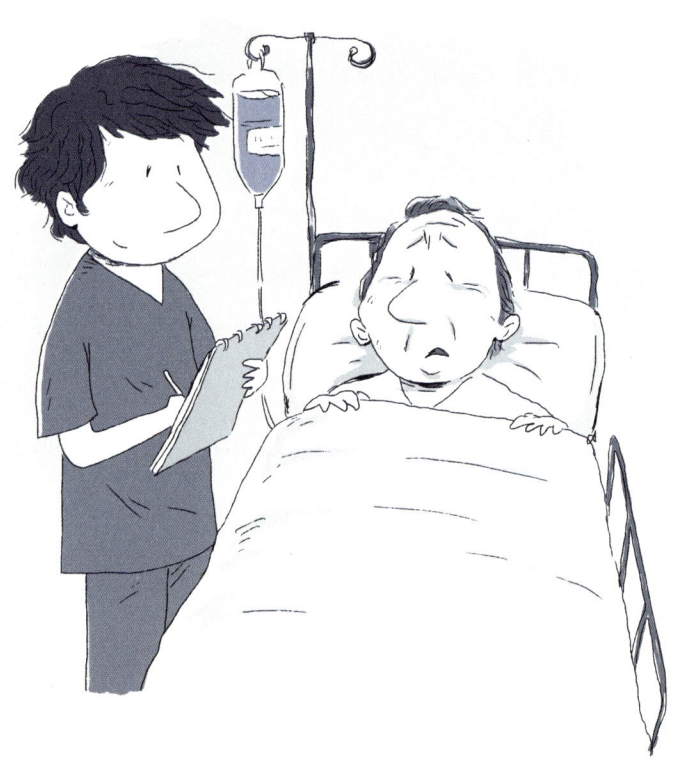

원에선 환자들에게 직접 묻는 것에 더해 환자 인식 팔찌에 적힌 이름, 환자 번호 등도 함께 확인하고 있다. 여러 가지 방법을 귀찮을 만큼 겹겹이 이용하는 것이다.

결국 환자와 수술 부위에 대해 여러 번 점검하는 것은 수술실 핸드오프의 틈을 메꾸는 중요한 치즈다. 그리고 이 치즈들은 우리가 정확히 대답해야만 제대로 작동한다. 따라서 우리는 병실에서부터 수술실로 옮겨져 마취에 빠질 때까지, 누군가 나의 신원을 물을 때마다 무조건 저 의료진은 내가 누군지 모른다고 생각하고 다음과 같이 대답해야 한다. "김병수, 47년생, 오른쪽 무릎 수술을 받기로 했어요."

이는 약물을 받을 때나 병실에서 근무 교대 후 '내가 누구인지' 확인하는 방법과 같은 방법이다. 이름과 나이를 함께 말하고, 수술실에서는 받게 될 수술 부위도 함께 말하면 된다. 특히 심장이나 간, 위처럼 몸속에 하나씩 있는 장기가 아니라 팔, 다리, 가슴 등 짝으로 존재하는 부위(심지어 뇌도 왼쪽과 오른쪽을 구분한다.)에 수술을 받게 된다면 반드시 어느 쪽인지를 강조해서 말해야 한다. 양쪽이 바뀔 가능성을 항상 염두해두자는 뜻이다. 혹시 부모님의 귀가 어두워 상대의 말을 잘 못 들으신다 하더라도, 핸드오프마다 담당 의료진에게 자신의 중요한 정보를 제공할 수 있도록 반드시 이 과정을 미리 숙지시켜드리자.

수술 부위를 표시하는 단계가 있다는 것을 예상한다

수술실 핸드오프의 틈과 관련해 또 하나 이해해야 할 사항은 바로 '수술 부위 표시'에 관한 것이다. (그 중요성을 강조하기 위해 의사들 사이에서 전설처럼 내려오는 이야기가 있다.)

> 밤 10시, A 대학 병원의 B 병동. 정형외과 인턴 K에겐 매일 하는 중요한 일이 있다. 병실에 누워 있는 환자들 중 내일 수술을 받을 환자들을 찾아다니며 수술할 부위에 사인펜으로 표시를 하는 일이다. 하루 두세 시간 겨우 토막 잠을 자는 게 휴식의 전부인 생활을 몇 달째 하고 있어 몸 상태가 말이 아니지만, 그에게 있어 수술 부위 표시는 굉장히 중요한 일이다. 정형외과에서 주로 보는 팔다리는 오른편, 왼편이 있기 때문에 더욱 주의해야 한다. 703호 병실. 여섯 분의 할아버지들이 계신 곳. 오른편 가운데 침대에 계신 P 할아버지가 내일 오른쪽 무릎 수술을 받으신다. '밤 10시면 할아버지들은 대체로 주무시고 있는데…' 아니나다를까 병실에 들어가자 불이 꺼져 있다. 조용히 병실 불을 켜고 몇 걸음을 내딛는데 어디서 불 같은 욕이 들린다. 평소 다혈질로 유명한 창가 침대 L 할아버지다.
>
> "아니 누가 자는데 불을 켜, 당장 못 꺼?"
>
> 계속 버티다간 L 할아버지 고함에 다른 환자들이 다 깰 것 같다. 환자도 그

> 렇지만 환자 침대 밑 작은 보조침대에서 새우잠을 자는 보호자들은 정말 더 피곤할 것이다. K는 얼른 병실 불을 끄고, 환자를 볼 때 쓰는 작은 손전등을 꺼내 수술받을 P 할아버지를 찾아간다.
>
> 그는 자고 있는 환자의 손목에서 환자 번호를 확인한 뒤 이불 속의 환자 다리를 찾아 사인펜으로 무릎에 표시를 한다. K는 모기 만한 소리로 "내일 수술 잘 받으세요."라고 속삭인 후 병실을 빠져나온다.
>
> 한편 P 할아버지는 걸걸한 고함 소리에 살짝 잠이 깼다. 분명 창가 쪽 L 영감이 틀림없다. 잠시 후 희미한 의식 속에 누군가 내 팔을 만지고 다리를 만지는 것 같다. 뭐라고 말하는 것 같은데 남자 목소리인 걸로 보아 의사인 모양이다. 그러고는 다시 잠이 들었다.
>
> 다음 날 아침, 잠에서 깬 P 할아버지는 무릎 수술 생각에 아침부터 초조하다. 그런데 화장실에 다녀오다 자신의 왼쪽 무릎에서 검정색 X표를 발견한다. 이게 뭘까? 어젯밤에 누군가 왔던 게 이것 때문이었나? 궁금해하던 할아버지는 잠시 생각해본 후 문득 그 의미를 깨닫는다.
>
> '아, 내가 오늘 오른쪽 무릎 수술을 받으니까, 왼쪽 무릎에 아니라는 의미로 X표를 했구나!'

　P 할아버지의 왼쪽 무릎에 표시된 X표는 원래 오른쪽 무릎에 있어야 하는 것이었다. 의사의 의도는 수술할 부위라는 뜻으로 X를 한 것이기 때문이다.[4] 하지만 K가 차트를 잘못 기억했는지 불 꺼진 병실에서 표시하다 오른쪽 왼쪽이 헷갈렸는지 결과적으로는 환자가 받아야

하는 수술 부위의 반대편에 표시를 하게 됐다.

1990년대 중반, 처음 '수술 부위 표시하기$^{Sign Your Site}$'라는 제도가 등장했을 땐 이렇게 표시만 하면 모든 잘못된 환자, 잘못된 부위와 관련된 치즈의 구멍들을 막아줄 수 있을 것이라 예상했다. 하지만 예상치 못한 여러 변수들이 발생했다. 수술 부위를 표시하려는 찰나 옆 병실의 환자에게 심장마비가 와서 뛰어가 응급처치를 하고 돌아오게 되기도 했고, 그러다 보니 표시를 한다고 했는데 위의 사례처럼 반대편에 하는 경우도 왕왕 발생했다.

요즘의 병원에서는 이렇게 표시를 잘못 하더라도 이후에 여러 번 이름, 수술 부위을 확인하며 잘못된 정보를 발견하고 해결하겠지만, 안전을 위해 가장 좋은 방법은 처음부터 정확한 수술 부위를 표시하도록 하는 것이다. 이 역시 환자의 역할이 매우 중요한 치즈다. 그러나 많은 사람들이 수술 전에 수술 부위를 표시한다는 것 자체를 잘 모르고 있다는 사실.

앞으로 수술을 받을 일이 생긴다면 반드시 수술 부위를 표시하는 단계가 있다는 것을 미리 염두해두고, 일단 표시가 되었다면 혹시라도 지워지지 않도록 보호해야 한다. 표시 전 의료진이 이름과 수술 부

---

4 수술 부위를 표기할 때 P 할아버지가 이해한 것처럼 수술할 곳이 아니라는 의미로 반대편에 표시를 하는 일은 거의 없다. X표가 그려진 보물 지도를 보고, '여긴 보물이 없다.'는 것으로 해석하면 안 되는 것과 마찬가지다. X가 아닌 O라고 표시해도 이런 헛갈림이 줄어들진 않는다.

위를 묻는다면 정확히 대답하고, 그 후에도 이런 신원 확인의 단계가 있을 때마다 '안전의 치즈'라고 생각하고 열심히 대답하면 된다.

이렇게 수술실 핸드오프의 틈을 막기 위한 환자의 치즈는 지금까지 알아본 (1)신원 확인, (2)수술 부위 확인으로 충분하다. 이 치즈들은 우리가 역할을 해야만 작동할 수 있다는 것을 잊지 말자. 그 외 환자가 잠들어(마취되어) 있는 동안의 수술실 안전에 대해서는(거즈를 넣고 배를 꿰매는 것 같은) Y가 직접 수술실을 다녀와서 쓴 〈스페셜 포스팅〉을 통해 살펴보겠다.

➕ 당신이 궁금한 이야기 ❓

"모든 걸 해결해줄 수 있는 최첨단 치즈는 없나요?"

올바른 환자의 올바른 부위에 수술하기 위한 다른 방법으로 약물 포스팅에서 소개한 방법과 유사한 전산 장비가 이용되기도 한다. 환자의 팔찌를 바코드로 찍으면 환자의 정보가 모니터에 나타나고 화면에 수술 부위가 나오는 것은 물론 수술을 해야 하는 해당 환자인지도 확인된다. 이런 새로운 기법에 대해서는 미국에서도 시험적으로 운영하고 있다. 좋아 보이니 바로 쓰면 되지 않겠냐고 생각할 수도 있겠지만 이런 치즈들이 실제로는 효과가 생각보다 적을 수 있고, 그럴 경우 차라리 그 비용으로 직원을 더 고용하거나 다른 안전 도구에 투자하는 것이 훨씬 도움이 될 수도 있다. 이 때문에 병원에선 어떤 치즈 기법이 제안됐을 경우 시간이 걸리더라도 과학적으로 확실히 검증한 후에야 사용할지 말지를 결정하게 된다.

중요한 것은 가까운 미래에 이런 첨단 장비들이 개발된다고 해도 환자의 신원을 일일이 입으로 확인하는 치즈는 절대 없어지지 않을 것이다. 기본적으로 안전 설계는 이중, 삼중, 사중(일부 한국 병원에서는 그 이상도 많다.) 이상으로 하는 것이 제일이기 때문이다.

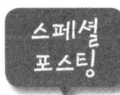

Y의 수술실 치즈 현장 탐방
당신이 잠든 사이

아이엠치즈가 탄생한 지 벌써 6개월째다. 특히 수술실에 관해 궁금해하는 사람들이 많은 것 같아 이번엔 직접 Y가 100% 환자의 눈으로 수술실 탐방을 가보기로 했다. 오랫만에 미국을 방문할 일이 있어 찾았다가 대형 병원의 간호사인 K언니에게 SOS를 쳤다. 그녀는 직원 1만 명, 11개의 계열 병원이 있는 미국 병원의 수술실 전문 간호사로 한국에서 7년, 미국에서 8년 근무한 베테랑이다. 존스홉킨스 병원에서 잠시 일했기 때문에 닥터J와도 잘 아는 사이기도 하다. 지금부터 수술실로 들어가보겠다.

어느 화창한 수요일 오후. K언니가 일하고 있는 병원의 외래 수술 센터Outpatient Surgery Center를 찾아갔다.[5] 언니는 머리끝부터 발끝까지 '스크럽'이라고 부르는 병원에서 입는 초록색 가운을 입고 있었다. 나 역시 언니가 건네주는 지퍼 달린 파란색 부직포 가운을 입고, 샤워캡처럼 생긴 파란색 부직포 모자를 주섬주섬 챙겨 머리에 썼다.

"언니, 오늘은 마치 내가 환자가 된 것처럼 느껴보고 싶어요. 시간 순서대로 말예요."

언니는 고개를 끄덕이며 궁금한 건 모두 풀고 가라면서 그림이 그려진 종이 한 장을 내밀었다.

"그래. 대부분 수술이라고 하면 의사가 환자를 마취시키고 메스로 절개하고 고친 후 꿰매는 것만 생각하지. 그건 수술의 핵심 부분에 해당하는 것이고, 그 앞뒤엔 여러 단계가 더 있어.

수술실에 들어가는 입구를 두 가지로 나눈다면, 첫 번째는 입원 환자가 입원한 상태에서 수술을 받으러 내려왔다가 다시 올라가는 것, 두 번째는 집에 있던 환자가 당일 수술을 받고 돌아가는 것이 될 거야.

그림에서 점선은 지금 우리가 서 있는 외래 수술 센터의 경우야.

---

[5] 외래 수술 센터라는 곳은 비교적 간단한 수술을 하는 환자들이(부러진 코뼈 수술 환자 등) 입원을 하지 않고 그날 수술을 받고 바로 귀가하는 곳으로, 하루 입원 비용이 워낙 비싼 미국에서는 이렇게 외래 수술 센터를 따로 운영하는 병원이 많다.

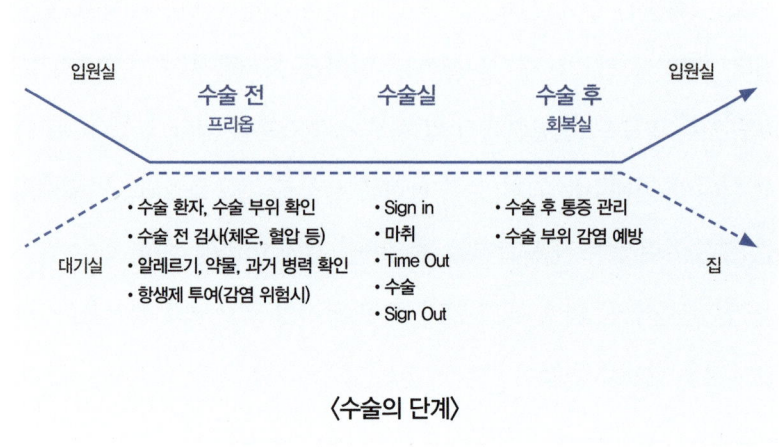

〈수술의 단계〉

한국으로 따지면 라식 수술, 코골이 수술, 발목 수술 등이 이런 당일 수술에 속하겠지? 반대로 배를 가르는 수술처럼 큰 수술들은 입원한 상태로 수술실에 내려오게 되고, 그림에서는 직선에 해당하지."

그녀는 수술을 받으러 오는 경로는 달라도 거의 비슷한 과정을 거친다며 수술 전, 수술실에서, 수술 후에 환자들은 각각 어떤 안전 점검을 받고, 무엇을 하게 되는지 이 그림의 점선을 직접 따라가보면서 얘기를 하자며 내 소매를 잡아끌었다. 입원 환자를 따라가는 것은 힘드니 당일 수술을 받는 환자들이 어떤 경험을 하는지 따라가보기로 했다.

대기실

이 병원에는 입원하지 않는 수술 예약 환자들을 위해 접수 창구와 대기실이 구분되어 있었다. 두툼한 양쪽 문이 자동으로 열리자 대기실이 나타났다. 대기실 소파에는 수술 중인 환자의 가족들이 초조한 모습으로 기다리고 있었다. 병원에 도착하면 환자는 접수 창구로 가서 본인이 왔음을 알린다. 그러면 수술 예약 환자 리스트를 확인한 직원이 환자의 이름, 생년월일, 환자 번호, 바코드 스티커가 빼곡히 프린트된 종이(20~30장은 되어 보인다)를 환자의 차트와 함께 둔다. 이 스티커는 나중에 환자 차트, 피 뽑은 실험관, 엑스레이 검사지 등에 이름표로 쓰이게 된다. 동시에 환자에겐 암밴드(팔찌)^{Arm Band}가 채워진다. 이 팔찌에도 이름, 생년월일, 환자 번호와 바코드가 적혀 있다. 그러면 곧 간호사가 나와서 차트를 가져가고, 준비가 되면 안쪽에서 환자의 이름을 부른다.

프리옵(Pre-op)

다시 안으로 들어와 커튼으로 가려져 있는 한두 평 남짓한 〈프리옵〉이라는 공간에 들렀다. "우리는 당신의 건강을 소중히 생각합니다."라는 문구의 포스터가 붙어 있고, 의자, 이동식 혈압 재는 기계, 의료용 라텍스 장갑과 기구들이 눈에 띈다. 이곳에서 환자는 간호사에게 수술 전 간단한 검사와 인터뷰를 받게 된다. 체온, 혈압 등을 재고 다시 한 번 이름과 생년월일, 환자 번호를 확인한 뒤 약물 기록, 과거 병력 기록, 알레르기 리스트, 수술에 대해 가장 궁금한 점 등을 이야기한다고 한다. 이런 〈프리옵〉이라는 공간이 얼추 20군데 정도는 되어 보였다.

프리옵을 떠나 수술실로 가는 도중, 컴퓨터들이 죽 늘어선 중앙 스테이션을 지나는데 큰 기둥에 붙은 색색 가지 암밴드(팔찌) 그림이 보인다.

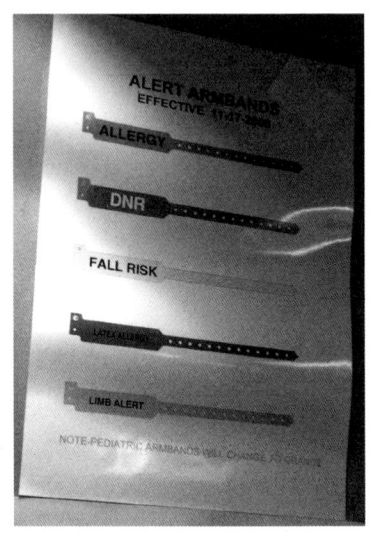

"어? 저건 뭐예요?"

"저건 수술실에 들어가는 환자 중 특별히 위험이 있는 환자들을 알리는 경고 팔찌야. 병원마다 사용하는 방법이 다르지만 여기선 저렇게 구분하지.

제일 위에 있는 빨간색은 알레르기 암밴드. 약물 알레르기가 있으면 저 팔찌에 일일이 이름을 적어야 해. 두 번째 DNR이라고 써 있는 보라색 팔찌는 심폐소생술을 거부한 환자에게 채워주는 거야. 그리고 노란색은 낙상의 위험이 높은 환자에게 채우고(170페이지). 초록색은 라텍스Latex 알레르기가 있는 환자, 핑크색은 겨드랑이 아래 림프를 제거해서 그 팔에는 정맥 주사바늘을 꽂거나 피를 뽑는 등 그 어떤 작업도 하면 안 될 때 채우지. 주로 유방암 수술을 받은 환자들이 해당이 돼."

장비실

다음은 수술 장비와 기구들이 보관된 방에 들렀다. 환자는 수술 전 〈프리옵〉에서 바로 〈수술실〉로 들어가지만, 의료진은 장비실에 들러 필요한 수술 도구들과 장비들을 챙긴다. 커다란 자판기 기계같이 생긴 것들이 두 대 있었는데, 그 안에는 일회용기로 포장된 각종 의료 도구들이 들어 있다. 직원 신분증을 기계에 스캔한 후, 자판기에서 음료수를 빼 먹듯이 해당 도구의 버튼과 수량을 누르면 된다고 한다.

그 옆 카트에는 의료진이 자유롭게 사용할 수 있도록 다양한 사이즈의 주사바늘, 알코올솜 등이 진열되어 있었다. 그 가운데 납작한 사각형 모양의 'Blade'라고 쓰여 있는 도구가 보였다. 예전에는 환자가 면도를 해야 할 때 날카로운 일반 면도기도 사용했었는데 그러면 감염의 확률이 높아진다고 해서 지금은 끝이 뭉뚝한 블레이드Blade를 쓰고 있다고 한다. 수술실에선 감염이 굉장히 중요한 안전의 치즈이기 때문이다. (의료 관련 감염은 이후 포스팅에서 자세히 다룰 예정이다.)

옆방의 다른 장비실은 소독을 마친 수술 도구들이 보관되어 있는 스테인리스 스틸 박스로 가득했다. 산부인과용 수술 도구, 정형외과에서 다리 수술할 때 쓰는 도구, 뼈를 뚫을 때 쓰는 드릴 등 각 과마다 수술에 필요한 도구들이 철저히 소독된 후 이름표를 달고 상자 안에 담겨 있었다. 얼마나 종류가 많은지 사면의 벽을 빙 둘러싼 선반들이 꽉 차 있었다.

수술 후 피로 물든 도구들은 특수 작업복을 입은 직원들이 모든 복잡한 규정에 따라 소독하게 된다. 심지어는 선반들마저도 바닥에서 얼마큼 높이로 올라와 있어야 하고 천정에 닿기 얼마큼 전까지 내려와야 하는지 등의 규정이 지켜져야 한다고 한다.

수술실

다음은 대망의 수술실! 모든 수술실은 양쪽에 큰 문이 달려 있었고, 바깥에서 안쪽을 볼 수 있도록 작은 창문이 나 있었다. 안과 수술실, 정형외과 수술실처럼 특수 기계가 따로 있는 방이 많았는데, 비뇨기과 수술실에는 아래위가 따로 움직이는 특이한 수술 침대도 보였다. 그중 비어 있는 한 군데에 들어가기로 한다.

입구에서 한 발짝 들어와 눈으로 구석구석을 살폈다. 온도는 화씨 67도(섭씨 약 20도)로 맞춰져 약간 시원하면서도 추운 듯했고, 형광등 불빛은 눈이 부실 만큼 하얗고 밝았다. 왼쪽 벽엔 빨간색 글씨로 '수술 안전 체크리스트'가 빼곡히 적혀 있었다. 수술실에서 의사, 간호사 등 모든 팀원이 따라야 할 안전 수칙으로 30가지는 족히 되어 보였다. 바로 그때 왼쪽 벽면에 병원과 어울리지 않는 평범한 '은색 종'이 하나 눈에 띄었다.

"여기 음식점에서 보던 벨이 있네? 이건 뭐 할 때 쓰는 거예요?"

손으로 벨을 가리키며 언니를 쳐다봤다.

"아, 내가 늘 하는 중요한 환자 안전 작업 중에 수술 전 타임아웃을 외치는 게 있어. 수술실에서 환자를 마취시킨 뒤 내가 이 종을 울리는 거야. 띵~ 하고 소리가 나면 사람들이 모두 나를 쳐다봐. 그럼 나는 그때부터 환자 이름, 생년월일, 환자 번호, 오늘 수술 목적, 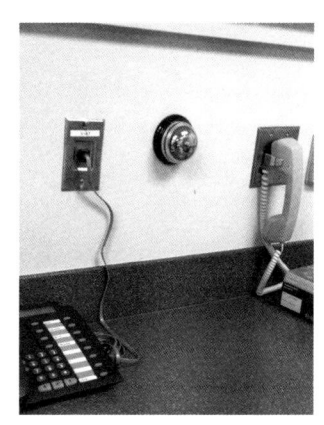 부위, 집도의, 항생제의 종류, 약물 및 기타 알레르기, 과거 병력 등 중요한 정보를 읊어. 올바른 환자, 올바른 부위에 수술을 하기 위해 한 번 더 확인하는 거지. 내가 차트를 훑는 동안, 다른 팀원은 환자의 암밴드에서 이름과 환자 번호 같은 것들을 확인하고. 그렇게 타임아웃이 끝나고 나면 수술을 시작해."

이 방법은 세계보건기구가 환자 안전을 위해 모든 수술 전 반드시 거치도록 제안하고 있는 방법이라고 한다. 저 작은 종 하나가 자칫 발생할 수 있는 치즈의 구멍을 막아줄 수 있을 거란 생각이 들자 작지만 듬직하게 느껴졌다.

그 외에도 수술실엔 신기한 물건들이 많았다. 맨몸으로 있는 환자가 추위를 느끼지 않도록 따뜻한 바람이 나오는 기계도 있고, 환자가 마취된 도중 호흡은 정상인지, 산소가 충분히 공급되고 있는지 등을 모니터해주는 내 몸집보다 큰 기계도 있었다. 그 옆쪽에 또 내 눈을

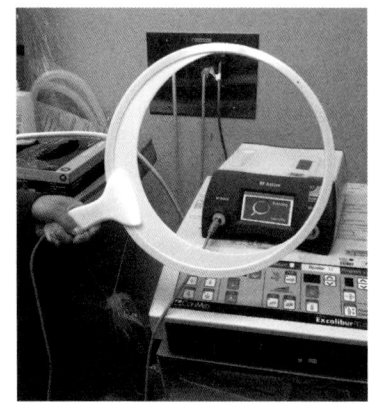
사로잡은 것이 있었으니 구멍난 테니스 라켓처럼 생긴 바로 이것이다.

"이건 또 뭐죠?"

"그건 몸에 거즈가 남아 있나 보는 기계야. 거즈를 남겨놓고 꿰매버리면 안 되니까. 보통 수술을 할 때 피를 많이 흘리기 때문에 거즈를 많이 사용하는데 끝부분에 초록색 모양의 탭이 달린 특수 거즈를 이용하면 혹시 몸 속에 거즈가 남아 있더라도 이 기계가 잡아낼 수 있어. 통과했을 때 엄청나게 큰 소리를 내면서 경고음이 울리거든. 방 안에 있는 모든 사람들이 깜짝 놀랄 정도로 우렁차게 말야."

예전엔 가끔 뉴스에서 수술 도구들을 넣고 꿰매는 사고들에 대해 들어봤던 것 같은데 요즘은 이런 것들을 방지하기 위해 거즈를 잡아주는 기계까지 나왔구나 싶었다.[6]

다음으로 눈에 들어온 것은 TV 속 드라마 수술실 장면에서 어김없

---

[6] 이런 첨단 기계들은 모든 수술실에 있는 것은 아니고 이 병원을 포함한 몇몇 병원들에서 실험적으로 사용되는 단계다. 가장 일반적인 방법으로는 꿰매기 전에 집어넣었던 거즈와 꺼낸 거즈의 개수가 맞는지를 여러 명의 간호사가 함께 확인하는 것이며, 금속으로 된 수술 도구가 몸속에 남아 있지는 않는지 이동식 엑스레이 기계를 가져와 직접 찍어서 확인하는 경우도 있다.

이 등장하는 바퀴 달린 스테인리스 스틸 테이블이었다. 수술 도구들을 올려놓는 용도로 쓰이는 그것 말이다. 가까이 가서 서 보니 딱 배꼽 정도의 위치였다. 이런 테이블도 장비실의 선반들처럼 바닥에서 얼마나 올라와 있어야 하는지 등의 규정이 따로 있다.

마지막으로 K언니는 우리가 둘러보던 그 방이 '부압 방$^{Negative\ Pressure\ Room}$'이라고 특수장치가 설치되어 있는 곳이라며, 결핵 등 이미 감염이 있는 환자가 들어와 수술할 경우 감염된 공기가 방 밖으로 빠져나가지 못하도록 방 공기의 압력을 낮추어준다는 설명을 덧붙였다.

모든 게 과학적으로 한 치의 오차도 없이 돌아가야만 하는 수술실을 둘러보니 왠지 팽팽한 긴장감이 감돈다. 주머니 속 꼬깃꼬깃 접어놓은 빼곡한 하루 수술 스케줄표를 보여주며 하루에 많게는 열 건의 수술에 참여한다는 언니. 매일 정말 힘들고 피곤하겠다는 생각이 든다.

회복실

수술실에서 나와 회복실로 이동했다. 수술 전 들어가는 〈프리옵〉 방과 비교하면 수술 후에 머무는 〈회복실〉은 막히지 않은 탁 트인 공간이었다. 수술실 간호사가 환자 침대를 이쪽으로 끌고 오면, 그때 회복실 간호사와 교대가 이루어진다고 한다. 환자는 이곳에서 2~5시간 머물다가 괜찮다는 판단이 내려지면 수술실을 나가게 된다. 외래 환자라면 집으로 돌아가겠고, 큰 수술인 경우는 윗층 입원실로 가게 된다.

회복실에선 주로 마취가 다 깨었는지, 진통이 어느 정도인지를 보게 된다고 한다. 보통 0에서부터 10까지 고통의 정도를 환자에게 말해보라고 하는데, 0은 고통이 없는 상태, 10은 고통이 아주 극심한 상태로 이에 따라 간호사들이 적절한 약을 주거나 처치를 하게 된다. 우리나라 환자들은 보통 고통을 참는 경우가 많은데 아프면 반드시 아프다고 말하는 게 더 좋다는 말을 덧붙였다.

마지막으로 회복실 앞 스테이션에서 당일 수술 환자들이 퇴원할 때 받는 서류를 살펴봤다. 계속 복용하던 약물을 수술 후에 먹어도 되는지에 대한 의사의 확인, 수술 당일 조심해야 할 것들, 씻는 요령, 먹는 요령, 수술 시 부작용이 일어나거나 질문이 있을 때 연락할 수 있는 연락처, 다음 의사 방문 스케줄 등이 모두 포함되어 있었다. 퇴원 서류를 받아들고 나면 드디어 퇴원이다. 회복실 끝 쪽 문을 열며 시간을 내어준 언니에게 고맙다는 인사를 건네고 밖으로 나왔다.

이렇게 Y의 수술실 안전 탐방은 끝났다. 일단 눈을 감았다 뜨면 끝나는 것이 수술이라고 여겨왔는데(실제로 수술을 경험할 때에도 마찬가지였다.) 상상한 것보다 수술 전에 체크하는 것들이 많고 그것이 환자의 안전에 중요한 것들임을 깨달았다. 물론 수술실 안에는 그동안 몰랐던 신기한 치즈들도 많았다. 내가 방문한 곳은 미국의 한 병원, 그리고 외래 수술센터라는 특정 수술실이었으니 미국의 다른 병원이나 우리나라 병원 수술실과 조금씩 차이는 있을 것이다. 하지만 우리가 반드시 알고 지켜야 할 치즈의 원칙은 동일하다. 혹시 다음에 수술을 받게 되면 수술 전 이름, 나이, 수술 부위는 물론 간호사들이 묻는 약물이나 알레르기, 질병 등에 대해서도 다시 한 번 정확히 알려줘야겠다는 생각이 든다. 이상, 끝!

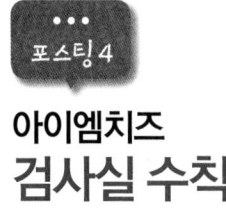

아이엠치즈
검사실 수칙

　핸드오프와 관련해 이번 포스팅에서 다룰 내용은 환자가 이동하는 또 다른 중요한 병원의 영역인 CT, MRI, 엑스레이, 초음파실 같은 검사실의 이야기다. 입원했을 때뿐 아니라 외래로도 종종 찾게 되는 검사실은 수술실처럼 오래 머물거나 마취하고 칼을 대는 등의 큰 이벤트가 없기 때문에 사고와는 크게 상관없어 보인다. 하지만 이곳 역시 환자와 환자의 정보를 주고받는 곳이기 때문에 당연히 틈이 생길 수 있고, 우리의 치즈 역할이 중요한 장소다.

　검사실은 다른 진료과에서 환자에 대한 검사를 요청했을 때 그것을 수행해주는 구조로 돌아가는데, 보통은 예약을 받아 운영된다. 하지만 외래에서 급하게 요청이 들어오기도 하고, 응급 환자가 실려오는 등 예측 불가능한 상황들이 발생하기 때문에 예약 순서와 시간이 지켜지지 못하는 경우도 많다.

수술실과 마찬가지로 검사실도 한 발 멀리서 바라보면 하루에 수백 명 이상의 환자에 대한 검사가 이루어지는 복잡한 공간이다. 하루에 수천 장씩 엑스레이를 찍는 방사선 검사실은 한 구역 안에 몇 군데의 방이 있고 제1, 제2 엑스레이실처럼 번호가 붙어 있기도 하다. CT와 MRI 같은 고해상도의 장비들도 쉴 새 없이 돌아간다. 큰 병원은 일반 CT와 응급 CT실이 따로 있을 정도다.

이제부터는 하루에 수없이 많은 환자들의 정보가 오가는 검사실에서 우리의 정보가 올바르게 전달되기 위한 치즈 수칙에 대해 살펴보자.

검사실에 가서

검사실에서도 이름과 나이는 반드시!

검사실에서 일하는 의료인은 검사 장비를 다루는 전문가이고 이전까지 병동이나 외래에서 '나'라는 환자를 전혀 본 적이 없는 사람들이다. 검사실에서 '내가 나'임을 증명할 사람은 나 자신밖에 없다. 외래로 검사를 받으러 온다면 환자 이름과 번호 등이 새겨진 환자 인식 팔찌를 차지 않기 때문에 더욱 그렇다(어떤 병원은 외래 환자의 경우 팔찌

대신 손등에 이름과 나이, 환자 번호가 새겨진 스티커를 붙여주기도 한다.). 그렇다면 이 틈의 순간에 가장 먼저 실천해야 할 치즈 수칙은 무엇일까.

똑똑한 아이엠치즈 환자라면 이미 짐작했겠지만 접수 후 직원이 호명하는 순간 언제나처럼 이름, 나이를 붙여 대답하는 것이다. 이는 다른 환자와 검사가 바뀌지 않도록 막아주는 중요한 안전 수칙이다. 요즘의 병원 검사실은 전산화가 잘 되어 있어 이렇게 검사가 시작되기 전 환자 확인만 정확히 이뤄지면 이후에는 차트나 검사 결과가 다른 사람의 것과 바뀌는 등의 일은 발생하지 않는다.

> **조영제 등에 알레르기가 있으면 검사 전에 반드시 알린다**

다음은 혹시나 있을 수 있는 조영제 알레르기에 대한 것이다. 엑스레이나 CT, MRI 검사를 받으러 가면 더 또렷한 사진을 얻기 위해 조영제라는 것을 사용한다. 그런데 조영제는 아주 낮은 확률이지만 환자에 따라 치명적인 부작용을 일으키기도 한다. 이런 내용은 검사 전 서명하는 검사 동의서에 자세히 적혀 있다.[7]

---

[7] '부작용이 있는 약을 굳이 왜 쓰느냐.'고 물을 수도 있다. 그 이유는 부작용이 생길 확률이 매우 낮은 것에 비해 조영제를 사용해서 얻는 검사 정보가 치료에 결정적인 도움을 주기 때문이다. (모든 치료법엔 위험이 따르고, 각 치료법의 장단점을 따져 결정한다는 양팔 저울 모델 이야기와도 일맥상통한다(134페이지).)

본인이 조영제에 알레르기가 있는지 없는지를 미리 알 수는 없다. 대신 한번 조영제 알레르기를 경험했다면, 다음부턴 반드시 의료진에게 알려 그 조영제를 피해야 한다. 우선은 진료실에서 이런 알레르기에 대해 말해주고, 검사실에 갔을 때 그곳의 의료인에게(CT, MRI 기사) 다시 한 번 얘기해야 한다. 알레르기에 대한 이야기는 "47세 김말숙이에요, 예전에 CT 찍을 때 조영제 알레르기로 큰 고생을 한 적이 있어요."라고 본인 확인을 하면서 덧붙이면 된다.

진료실에서 미리 얘기했다면 검사실 담당자가 이미 차트에서 이런 알레르기를 확인했겠지만 여기에 한 번 더 말해줌으로 치즈를 더욱 튼튼하게 지킨 셈이 된다. 그 후 알레르기를 피하기 위해 무엇을 할지는 검사실에서 알아서 해줄 것이다.

검사를 기다리면서

몸이 이상하면 반드시 알린다

검사실에선 환자의 역할이 정말 중요한 상황이 한 가지 더 있는데, 바로 검사 대기실에서 기다리다가 몸이 이상하다고 느끼는 경우다. 외래 환자도 마찬가지지만 특히 몸이 약해져 있는 입원 환자들은 검사를 기다리는 중 몸 상태가 급격하게 악화될 수 있다. 하지만 검사실에는 병동이나 수술실처럼 환자의 상태를 지속적으로 모니터해줄 전문 의료인이 따로 없다.

따라서 검사가 지연되는 상황에서 기다리다가 어지럽다거나, 쓰러질 것 같다거나, 몸에 이상이 생겼다고 느껴지면 반드시 검사실 의료인들에게 말해야 한다. 많은 검사들은 검사 전 6시간 이상씩 공복 상태를 요구하는 경우가 많기 때문에 건강이 좋지 않은 상태에서 장시간 속을 비우고, 대기 시간마저 길어지면 위험한 상황이 생길 수 있다. 바로 다음과 같은 경우처럼 말이다.

> 70세 H는 20년간 당뇨병을 앓아온 환자다. H는 최근 몇 달 동안 왼쪽 다리가 저려오는 증상이 점점 심해져 어제 병원에 입원한 후 오늘 오전 11시에 MRI를 찍어보기로 했다.
> 오전 10시 30분. 보라색 유니폼을 입은 병원 직원이 병실로 찾아오더니 MRI실에 데려다주겠다고 한다. 그는 H를 휠체어에 태우고, 링거병이 매달려 있는 쇠로 된 T자 모양 걸이를 휠체어에 옮겨 끼운 다음 휠체어를 밀며 병실을 나선다. 이 병원은 어찌나 구조가 복잡한지 MRI실까지 가는 것이 무척 멀게 느껴진다.
> 검사실에 도착한 시간은 10시 50분. 그 직원은 H를 검사실 직원에게 인계한 후 다른 환자를 옮기러 자리를 뜬다. 검사가 끝날 때쯤 MRI 기사가 H를 데려갈 사람을 보내달라고 전화할 것이고, 그러면 다시 이송요원이 와서 H

를 병동으로 데리고 갈 것이다. MRI기사는 환자의 이름과 나이를 다시 한 번 확인하고, 차례가 오기까지 잠시 기다리라고 한다.

10시 57분. 뇌졸중 증상으로 갑자기 실려온 환자를 검사하기 위해 예약되어 있던 MRI일정이 조정되고 응급 환자가 아닌 H는 다음 차례로 밀린다. 검사실 기사는 H에게 상황을 설명하고, 그는 흔쾌히 응급 환자부터 검사하라고 말한다.

11시 30분 경. 병원이 운영하던 두 대의 MRI 기계 중 한 대가 작동을 멈춘다. 최근 몇 차례 이상을 보이던 기계였는데 드디어 말썽이 난 것이다. 환자들의 대기 시간은 길어지기 시작한다.

오후 12시. 병동 간호사는 H에게서 연락이 없자 상황을 확인하기 위해 MRI실에 전화를 해본다. MRI 기사는 상황을 설명하며 곧 검사를 마치고 H를 병동으로 돌려보내주겠다고 한다. 간호사는 안심하고 자신의 업무로 돌아간다.

1시. MRI검사 대기실에서 두 시간 이상 계속 기다리던 H는 휠체어에서 정신을 잃는다. 곧 옆에 있던 다른 환자가 H의 이상을 발견하고 MRI기사에게 말하고, MRI기사는 병동에 연락해 환자의 상태를 알린다. 근처에 있던 의료진이 달려와 H의 상태를 살핀다.

위의 사례는 병동과 검사실 사이의 틈으로 인해 발생한 사례다. 당뇨병을 앓던 H씨가 저혈당 쇼크로 정신을 잃은 것이다. 당뇨병이 심한 경우엔 혈당 관리가 무척 까다로운데 검사실에서 속이 빈 채 두 시간 이상 기다리던 중 급격히 혈당이 낮아진 것이다.

이렇게 몸 상태가 갑자기 변하는 것은 특히 성인병을 가진 노년층의 환자들에게 생길 가능성이 높다. 여기에 남에게 무언가 얘기하고 부탁하는 것을 부끄러워하거나 미안해하는 어르신들의 특성이 합쳐지면 자기 몸이 이상한 것 같아도 '괜찮겠지, 뭘. 바쁘게 일하는 사람들 왜 귀찮게 해.' 혹은 '내가 쓰러지면 당연히 누군가 알아서 해주겠지.' 하고 넘겨버리는 경우가 생긴다.

검사실에는 병동이나 수술실에서처럼 안 좋은 기색이 있으면 알아서 챙겨줄 만한 인력이 없다. 따라서 검사 대기실에서 기다릴 땐 몸이 좀 이상하다 싶으면 반드시 검사실 직원에게 말하도록 해야 한다.

검사가 끝난 후

> 낙상 주의! 검사가 끝나면 일으켜줄 때까지 기다린다

마지막으로 검사를 받은 후 주의해야 할 사항은, 바로 낙상이다. 낙상은 이미 스페셜 포스팅에서 설명한 것처럼 병원의 모든 장소에서 강조되는 환자 안전 이슈이기도 하지만(170페이지), 검사실 안에서는 특히 더 낙상에 주의해야 한다.

검사를 받기 위해 검사대(검사실에서 눕는 침대)에 누워 있다가 갑자기 일어서면 휭 하고 어지러움을 느끼기 쉽다. 아픈 몸이라면 더욱 심

할 것이다. 수면내시경 등의 검사를 받은 후에도 마찬가지다. 잠에서 깨어나보면 '여기가 어디인가, 나는 누구인가.' 같은 기분을 느끼게 되는데, 바로 이렇게 검사가 끝난 순간, 틈이 발생하게 된다. 검사가 끝나면 담당 직원은 짧게 그 결과를 기록하게 되는데 종종 환자들은 '끝났나보다, 일어나야지.' 하고 혼자 검사 침대에서 일어나려고 하다가 넘어지곤 한다. 대부분의 검사대는 보통 집에서 쓰는 침대보다 훨씬 높기 때문에 여기서 떨어지면 크게 부상을 입을 수 있다.

따라서 검사실 직원이 "끝나셨습니다. 일어나셔도 좋습니다."라거나 "끝나셨습니다. 제가 부축해드릴게요."라고 안내할 때까지 그냥 누워서 기다리도록 하자. 특히 부모님에게는 이를 반드시 알려드려야 한다. 욕실에서 넘어지는 것만으로도 고관절이 골절되는 경우가 흔한데, 높은 검사대에서 떨어지면 더 크게 다칠 수 있기 때문이다. 괜한 도움은 받지 않으려고 혼자 일어나려는 것보다 직원들이 일으켜줄 때까지 누워 있는 것이 훨씬 안전하고, 오히려 그들을 돕는 일이라는 것을 설명드리자.

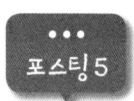

아이엠치즈
입원실 수칙

지난 포스팅에선 환자가 이동하면서 핸드오프가 생기는 대표적인 장소로 수술실과 검사실의 안전에 대해 알아보았다. 이번엔 다시 입원실로 돌아와 근무 교대라는 핸드오프에 대해 이야기해보자.

보통 환자들은 시간에 따른 의료진의 근무 교대에 대해 크게 인식하지 못하고, 알더라도 '당연히 그들이 알아서 할 일이지 우리가 무슨 상관인가.'라고 생각한다. 하지만 우리의 안전에 있어서 근무 교대는 생각보다 훨씬 중요하다. 게다가 근무 교대의 치즈엔 그동안 우리가 몰랐던 중요한 환자의 역할도 포함되어 있다. 의료진의 근무 교대가 잘 이루어지고 내 정보가 안전하게 전달되도록 환자가 지켜주어야 할 치즈는 무엇일까?

안전하고 정확한 핸드오프를 돕는다

병원에 하루만 입원해 주의를 기울여보면 간호사들의 근무 교대 시간이 대략 언제인지 알게 된다. 보통은 이른 아침에 한 번, 늦은 오후에 한 번이다. 그 무렵 간호사들이 스테이션 안에 모여서 도란도란 이야기를 주고받고 있다면 분명 근무 교대 중인 것이다. 환자 한 명에 대해 무슨 정보가 그리 많이 오갈까 싶지만 일반적으로 한 명의 환자에 대한 핸드오프 목록의 일부만 발췌해보면 다음과 같다.[b]

⊙ 근무 교대(핸드오프) 목록의 일부

- **환자의 기본 정보** 이름, 나이, 성별, 입원 날짜 등
- **질병 정보** 과거 병력, 현재 질병(진단명) 등
- **현재 상태** 신경계-의식상태, 진정지수 등
  심장계-혈압, 심박수와 리듬 등
  호흡계-호흡수, 산소포화도, 산소 공급, 기계호흡 여부 등
- **약물** 복용 약물, 링거로 맞고 있는 약물, 음식
- **라인** 링거줄과 링거액, 요도관과 소변량, 기도내삽관과 분비물, 비위강튜브[8]
  와 음식 섭취량 등
- **검사 결과** 혈액검사, 방사선 검사 결과 등
- **교대 중 발생한 사건** 심혈관계, 호흡계, 감염, 기타

---

[8] 환자가 의식이 없어 음식을 못 삼킬 때 주로 사용하며 코를 통해 식도, 위까지 내려간다.

"와!" 소리가 절로 나온다. 이 목록만으로도 이미 방대한 양이다. 설령 간호사 한 명이 환자 한 명만 담당한다고 하더라도 핸드오프가 쉽지 않을 거라는 느낌이 온다. 사실 한 명의 간호사가 십수 명의 환자들에 대해 위와 같은 정보를 전달하는 데에는 굉장한 집중도와 꽤 많은 시간이 필요하다. 그리고 정보를 주는 데에도 흐름 혹은 리듬이 있기 때문에 물리적으로 방해를 받으면 정확한 정보의 전달이 힘들어진다.[9]

종종 간호사들이 테이블에 앉아 이야기를 나누고 있는 것을 보고 근무 시간 땡땡이로 오해하기도 하는데, 테이블에 찻잔이라도 있다면 더욱 그렇다. 그러다 보니 의도치 않게 간호사들의 핸드오프를 방해하는 경우도 생긴다. 예를 들면, 스테이션에서 핸드오프 중인 간호사를 불러 "퇴원 언제 하나요?", "병원비 정산은 누구에게 물어야 하죠?", "TV는 어떻게 켜나요?", "옆 사람이 너무 시끄러워요." 같은 급하지 않은 사항들을 묻는 것이다.

간호사들은 지금 나의 정보에 대해 주고받으며 근무 교대를 하고 있을 수도 있다. 당연히 나에겐 '옆 환자가 시끄러워 방해받는 것'보다 훨씬 더 중요한 순간이다. 이때 우리가 도울 일이 있다면 간호사들이 근무 교대 업무에 집중할 수 있도록 조용히 기다리는 것이다. 병

---

[9] 이미 병원에는 핸드오프를 힘들게 하는 많은 물리적인 요인들이 있는데 중요한 요인으로 병동의 소음, 사방이 뻥 뚫린 스테이션 등을 꼽을 수 있다. 하지만 핸드오프만을 위해 병동과 차단된 독립적인 공간을 확보하기는 힘들다. 여전히 의료인들은 시시각각 변하는 환자의 상황에 바로 대처할 수 있어야 하기 때문이다.

동에서 근무 교대가 이뤄지고 있을 땐 환자 자신, 그리고 함께 입원해 있는 다른 환자들을 위해 핸드오프의 흐름을 끊지 않고, 환자의 건강 상태와 관련이 없는 질문이나 인사말은 잠시만 미루도록 하자. 물론 환자의 상태와 관련된 응급 상황은 무조건 말해야 한다.

> 모든 의료진이 자신을 처음 본다 생각하고 본인을 확실히 알린다
> → "34세 김영희입니다."

교대된 간호사가 왔을 때 우리가 다시 한 번 실천해야 할 안전 수칙은 약물 포스팅에서 강조했었던 '내가 누군지 한 번 더 확인시켜주는 작업'이다. 한 명의 간호사는 여러 명의 환자를 맡고 있고, 그중 몇 명은 퇴원과 입원을 통해 새로운 환자로 바뀌어 있을 것이다. 이 중 이름이 비슷하거나 심지어 동명이인의 환자도 있을 수 있다. 따라서 방금 교대한 간호사가 어제와 그제 나를 돌봐주던 간호사라 하더라도 '저 사람은 내가 누구인지 확실히 모를 수 있다.'고 의식적으로 생각해야 한다.

교대된 간호사가 내 상태를 체크하거나 무엇을 해주러 오면 먼저 "아무개 씨?" 하고 이름을 물을 것이다. 뻔히 아는 얼굴인데도 계속 내 이름을 확인하고 있다면 그 간호사는 당신을 기억하지 못하기 때문이 아니라 일부러 그렇게 행동하는 것이다. 매우 훌륭한 치즈의 역

할을 하고 있는 것이다. 이때 약물의 치즈에서 했던 것처럼 이름과 나이를 붙여 말하자. 부끄럽다면 살짝 웃으면서 말하면 된다. 이것으로 2중, 3중 점검이 끝나게 되고, 안전한 치료를 받기 위한 가장 중요한 치즈를 지킬 수 있다. '뭐 이렇게 오버하는 환자가 있느냐.' 하고 생각하지 않겠냐고? 오히려 간호사들이 가장 힘들어하는 것은 많은 환자들이 이런 환자 확인 단계를 귀찮아하고 짜증내는 것이다. 만약 계속해서 이렇게 이름과 나이를 확인해준다면 그들에게 우리는 쓸데없이 자기 이름을 얘기하는 사람이 아니라 안전 점검을 도와주는 똑똑하고 고마운 환자가 될 것이다.[10] 게다가 이런 확인은 우리 스스로가 참여하지 않으면 완벽해질 수 없다.

> **치료나 검사 등 내가 무언가를 받게 된다면, 왜 받는 것인지 확실히 이해한다**

마지막은 나도 모르는 치료나 검사에 관한 것이다. 다음의 사례는 십여 년 전 발생한 미국의 유명한 핸드오프 사례를 각색한 것으로, 우리가 생각해봐야 할 치즈가 담겨 있다.

---

[10] 고급 호텔의 VIP 고객들은 1년 만에 호텔을 방문해도 직원이 얼굴을 알아보고 바로 이름을 불러주는데, 고객 입장에서는 무척 기분이 좋다. 어떤 호텔 직원이 99명을 기억하고 한 명을 기억하지 못한다면 99명에겐 아주 큰 만족을 주었을 것이니 큰 포상을 줄 만하다. 이런 것이 호텔의 좋은 서비스의 기준이 되기도 한다. 그런데 병원에서 안전을 따질 때 이런 방법은 무척 잘못된 것이다. 병원은 나머지 한 명까지 지켜야 하는 곳이므로 "의료진은 담당 환자의 이름과 얼굴을 모두 기억하고 환자에겐 이름을 묻지 않도록 하세요." 같은 서비스는 있을 수 없다.

70세 존스(Jones) 씨는 건강한 사람이었다. 나이가 들면서 기억력이 예전만 못했지만 생활엔 전혀 지장이 없었다. 몇 년 전 아내가 암으로 먼저 세상을 뜨고 혼자 살기 시작하면서 약간의 우울증이 생긴 것을 제외하고는 그럭저럭 소소한 생활의 재미를 찾으며 살고 있었다.

쌀쌀한 기운이 돌기 시작한 10월의 어느 날 아침, 존스 씨는 집 앞에 배달된 신문을 주우러 나갔다가 아스팔트 도로에 머리를 부딪치며 넘어진다. 옆집 마당의 물 뿌리는 기계(스프링클러) 때문에 존스 씨 집 앞 보도 블럭과 도로 사이의 돌이 물에 젖어 매우 미끄러웠던 것이다. 의식을 잃지는 않았지만 순간 존스 씨의 머리에는 큰 아들이 입버릇처럼 하던 말이 떠오른다.

"아버지, 넘어지셔서 머리를 부딪치면 당장 아무 증상이 없어도 무조건 병원으로 가셔야 해요. 증상이 나타날 때까지 기다리면 늦을 수도 있어요. 자식들을 위해서 꼭 그렇게 해주세요."

존스 씨는 아들을 생각하며 서둘러 옷을 갈아입고는 택시를 불러 근처 병원 응급실로 향한다. 직접 운전을 할 수도 있을 것 같지만 혹시나 하는 마음에서다. 응급실에 도착해서 상황을 설명하자 급한 상황이라며 곧장 MRI를 찍는다. 의사는 큰 화면에 존스 씨의 MRI 결과 사진을 띄우며 설명한다.

"다행히 아까 넘어지실 때 출혈은 없었어요. 그런데 MRI를 보니 뇌혈관에 큰 동맥류가 두 군데 있어요. 지금은 괜찮지만 이게 언제든 터질 수 있기 때문에 치료를 받으시는 게 좋겠어요."

존스 씨는 바로 입원을 했고, 뇌혈관조영술이란 검사를 받았다. 방사선 촬영에서 혈관이 더 잘 보이게 해주는 물질을 몸에 넣어 동맥류를 정확하게 관찰할 수 있는 기법이었다. 뇌혈관조영술은 검사의 일종이지만 그 과정에서 많은 혈관 질환을 치료할 수도 있는 유용한 기법이다. 존스 씨는 이 검사를 받으면서 두 개의 동맥류 중 하나를 치료할 수 있었다.

의사가 "나머지 동맥류 한 개는 아무래도 수술하는 게 안전할 것 같다."고 한다. 그는 몇 주 후에 수술을 받기로 하고 일단은 다음 날 퇴원하기로 한다.

이튿날 아침 7시 반. 어제 저녁과는 다른 간호사가 존스 씨를 깨운다. 아침에 교대를 한 새 간호사인 모양이다.

"오늘 아침에 심장 전기생리학 검사받기로 되어 있으신데요. 지금 내려가셔야 해요."

퇴원하라더니 이게 무슨 일인가 싶지만 마무리 검사를 할 게 있나 보다 하고 다시 묻지는 않았다. 휠체어에 태워진 존스 씨는 검사실로 향하고, 곧 난생처음 듣는 검사를 받게 된다.

한 시간 후, 근처 병실. 심장병으로 입원한 68세 존슨(Jonhson) 씨가 방 안을 서성이고 있다.

"아니, 아침에 전기생리학 검사 있다고 일찍 일어나라더니 왜 아무 소식도 없는 거야?"

아침 교대가 끝나자마자 검사실로부터 '존슨' 환자를 보내달라는 전화를 받은 간호사. 문제는 '존슨'과 '존스'라는 비슷한 이름, 비슷한 나이의 환자가 근처 병실에 입원해 있다는 상황에서 시작되었다. 이미 몇 차례 강조했지만 이렇게 이름이 같은 환자가 두세 명 이상씩 입원해 있는 경우는 매우 흔하다. 검사실 직원이 '존슨'을 제대로 발음하지 않은 것인지 병동이 시끄러웠던 탓인지 병동 간호사가 전달받은 정보는 '존슨'이 아닌 '존스' 씨를 보내달라는 것이었다. 이렇게 정보 전달에 오류가 생긴 결과, 퇴원을 앞둔 존스 씨는 본인과 전혀 상관없는 전기생리학 검사를 받게 되었고, 정작 빨리 검사를 받아야 할 존슨 씨의 검사 일정은 미뤄지게 되었다.[11]

요즘 병원에선 환자 이름뿐 아니라 환자 번호나 나이 등 다른 신원 정보를 함께 확인해 이런 일들을 방지하고 있다. 또한 일반적으로 환자가 어떤 검사나 치료를 받게 되면 미리 알려주고 필요하면 검사 동의서도 받는다. 혹시나 미리 듣지 못한 검사나 치료를 받아야 한다고 누군가 데리러 온다면 담담하게 "그 검사 받을 거라는 얘기는 못 들었는데요?" 하고 묻도록 하자. 이미 들었던 검사나 치료에 대한 것이더라도 충분히 이해가 되지 않았다면 반드시 의료진에게 묻도록 한다.

---

11 만약 이 상황이 방금 근무 교대가 이뤄진 이른 아침이 아니라, 환자를 한두 시간이라도 보고 난 후였다면 어땠을까? 분명 존스 씨의 담당 간호사는 존스 씨가 뇌혈관 관련 질환으로 입원해 있고, 곧 퇴원할 것이라는 사실을 알고 있기 때문에 설령 '존스'라고 들었더라고 해도, 무언가 이상함을 느끼고 다시 확인을 했을 것이다. 이렇게 근무 교대가 끝난 직후 의료인이 넘겨받은 정보를 소화하고 있는 시간은 무척 중요하다. 이 순간의 틈을 타 위와 같이 다른 환자가 받아야 할 검사를 대신 받는 등의 상황이 생길 수도 있기 때문이다.

이는 올바른 검사와 치료를 받기 위한, 핸드오프에서 생길 수 있는 위험요소를 막을 수 있는 매우 중요한 치즈인 것이다.

> 다시 보는 핸드오프 안전의 치즈! → **요점 정리**

1+1
핸드오프 안전을 위한 치즈

아이엠치즈 수술실 수칙

- ✓ 의료진이 물을 때마다 이름, 나이, 수술 부위를 정확히 대답한다.
- ✓ 수술 부위를 표시하는 단계가 있다는 것을 예상한다.

아이엠치즈 검사실 수칙

- ✓ 검사실에서도 이름과 나이는 반드시!
- ✓ 조영제 등에 알레르기가 있으면 검사 전에 반드시 알린다.
- ✓ 몸이 이상하면 반드시 알린다.
- ✓ 낙상 주의! 검사가 끝나면 일으켜줄 때까지 기다린다.

아이엠치즈 입원실 수칙

- ✓ 안전하고 정확한 핸드오프를 돕는다.
- ✓ 모든 의료진이 자신을 처음 본다 생각하고 본인을 확실히 알린다.
- ✓ 치료나 검사 등 내가 무언가를 받게 된다면, 왜 받는 것인지 확실히 이해한다.

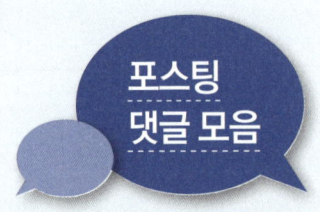

포스팅 댓글 모음

아이엠치즈는 어떤 의견이든 환영합니다! 핸드오프 안전에 대해 자유롭게 얘기해 주세요.

댓글 1 저는 수술을 받아 보진 않았지만 수술실에 들어갈 때 가장 두려울 것 같아요. 몸에 칼을 대는 것 자체도 너무 겁이 나지만, 마취라는 것도 두려워요. 통증 없이 수술받기 위한 과정이겠지만 내가 무언가 기억을 못한다는 사실만으로도 두려운 것 같아요.

아이엠치즈 수술을 받는데 겁이 안 날 사람이 어디 있을까요. 종이에 살짝 손가락을 베어 피가 나는 것만 상상해도 몸서리가 쳐지는데, 배를 가르고 장기를 수술하는 걸 상상하면 아찔하지요. 게다가 수술실이라는 곳이 전혀 익숙하지 않은 공간이다 보니 그런 두려움은 몇 배가 될 테고요. 이렇게 겁이 나고 두려운 것은 모든 환자들이 느끼는 자연스러운 현상입니다. 하지만 그렇다고 우리 역할을 제대로 하지 않으면 안 되겠죠. 수술실에서 일하는 간호사의 이야기 하나를 들어보세요. 28세의 모 양은 난생처음 받게 되는 수술에 무척이나 긴장한 상태였어요. 담당 간호사가 수술 전 처치를 위해 가보니 환자가 너무 긴장한 나머지 손까지 벌벌 떨고 있더래요. 환자 신원 확인을 위해서 이름과 생년월일을 물었는데, 입술을 파르르 떨며 대답을 못하고 있더랍니다. 간호사는 챠트를 살펴보며 "아무개 환자, 나이 00세, 0000수술받으실 거 맞으세요?"라고 물어보았고, 환자는 고개를 끄덕였다는군요. 간호사가 혈압, 체온 등을 측정한 후 수술실로 환자를 옮기기 전에 마지막으로 환자가 차고 있던 팔찌를 다시 한 번 점검해보았는데, 그 환자가 아니었다는군요. 환자가 너무 긴장한 나머지 신원을 확인할 때 그냥 고개를 끄덕였던 거죠.

이 환자의 경우 올바른 환자에게 올바른 부위의 수술을 하기 위해 세워진 여러 겹의 치즈 중 하나가 환자를 지켜주었습니다. 환자 신원을 여러 차례 확인하는 게 바로 이런 이유 때문이죠. 중요한 건 '모든 치즈가 제 기능을 다할 때' 가장 안전하다는 점입니다. 아무리 긴장이 되더라도 수술실에 가기까지 우리의 역할(이름, 나이, 수술 부위 확인)을 잊어서는 안 되겠습니다.

💬 **댓글 2** 전 의학이라는 영역이 가장 최신의 기술들이 모여 있는 곳이라 생각해 왔는데, 핸드오프를 안전하게 하기 위해 세워진 치즈들은 뭐랄까, 첨단적이라기보다는 조금 수동적인 느낌도 들어요. 핸드오프의 치즈에는 첨단 장비가 생각만큼 많이 이용되지 않나보죠?

😊 **아이엠치즈** 우선 현대의 의료는 첨단 장비가 집적된 곳이 맞습니다. 그런데 동시에 첨단이 아닌 장비들이 계속해서 쓰여질 수밖에 없는 분야이기도 해요. 검사 장비나, 수술 장비들을 생각해볼까요? 3차원 영상을 구현해주는 CT 등이 이용되고 있는 요즘에도 엑스레이는 몇 십 년 전과 마찬가지로 여전히 진단을 위해 많이 활용되고 있지요. 화면을 보며 로봇을 조종해 시행하는 수술이 많은 요즘에도 메스와 바늘을 이용하는 전통 수술기법이 여전히 많이 행해지고 있고요. 우리가 흔히 떠올리는 첨단 의술은 이렇게 각각의 환자에 대해 진단하거나 치료하는 기법을 위주로 발전해왔는데요, 상대적으로 핸드오프처럼 여러 명의 환자를 대상으로 각 치료를 이어주는 '과정' 부분은 그런 첨단 기술을 적용하기가 더 어렵답니다. 왜냐하면 첨단 기술은 주로 동일한 제품이나 서비스를 생산하거나 공급할 때 쓰이기 때문이에요. 로봇이 똑같은 상품(반도체나 자동차 등)을 만드는 자동화된 공장들을 떠올려보면 되겠네요. 하지만 앞서 예로 든 병원의 첨단 장비들은 특정 검사, 혹은 수술이나 처치의 특정 단계에 특화되어 있는 것이지, 환자의 치료 전 과정을 자동화해주는 것은 절대 아니에요. 100명의 환자가 있다면 그들은 모두 다른 몸 상태와 질병 상태를 갖고 있을 것이며, 시간이 흐르면서 그 상태 역시 계속 변화하

겠죠. 그에 따라 다른 검사와 처치가 요구될 거고요. 이런 부분에는 첨단 기술이나 자동화가 도입되기가 굉장히 힘듭니다. 설령 도입된다고 해도 여러 겹의 치즈를 세운다는 안전의 원칙으로 보면 매우 전통적이고 수동적인, 우리의 역할이 필요한 치즈들도 계속 남아 있을 테지요.

물론 요즘 이런 부분에 첨단 기술을 더 응용하려는 노력과 투자가 많이 진행되고 있는데요. 환자에게 채우는 신원 확인용 팔찌가 단순히 이름과 생년월일, 환자 번호 등을 확인해주는 것뿐 아니라 실시간으로 환자가 병원의 어디에 있는지, 올바른 검사실에 갔는지 등을 알려주는 시스템도 연구되고 있습니다.

⋮·· 😊 **댓글 3** 수술을 앞두고 큰 병원에 입원하게 되어 검색을 하다가 아이엠치즈를 알게 된 환자입니다. 올라온 포스팅을 모두 꼼꼼히 읽고난 뒤 병원에서 무조건 '이름과 나이를 얘기하자.'라는 원칙을 잘 이해하게 된 것 같아요. 그런데 실행하는 것은 조금 다르잖아요. 나만 유난 떠는 게 아닌지, 의사나 간호사가 '저 사람 좀 극성맞은 것 같아.'라고 하진 않을지 뭔가 눈치 보이는 게 사실이에요.

⋮·· 😷 **아이엠치즈** 의료진들은 아마 '아! 안전을 이해하는 환자구나!'라고 생각할 것입니다. 어색한 건 우리 스스로일 뿐이고 그 어떤 의사나 간호사도 이상하게 여기지 않을 거예요. 아이엠치즈가 100% 보장합니다. 그리고 그 어색함도 몇 번 해보면 그리 어색하지 않습니다. 오히려 우리가 경계해야 할 점은 '익숙해진 의료진에게도 신원 확인을 해야 하는 것'일 겁니다. 안전의 원칙은 '안전할 것 같아도 한 번 더 안전하게 하자.'라는 것, 이제는 잘 아시죠? 낯이 익은 의료진을 만나도 대화의 시작은 '마치 내가 이 사람을 처음 본 것처럼' 가정하고 이름과 나이를 확인한다는 것, 꼭 기억하세요!

⋮·· 😊 **댓글 4** 핸드오프 포스팅을 읽고 병원 내에서도 여러 부서, 의료인들 사이에 환자와 정보들을 잘 주고받는 게 중요하다는 것을 알게 되었어요. 혹시 병

원에서도 팀워크를 다지기 위한 훈련을 하지는 않나요?

아이엠치즈 맞습니다. 병원에서도 그런 연습을 하죠. 축구에서 정확한 패스가 중요하고, 이를 위해 팀워크를 다지는 훈련을 하는 것처럼 말이에요. 병원마다 환자의 특성에 맞게 최적화된 핸드오프 기준을 만들기도 하고, 실제로 연습을 하기도 해요. 다음 근무자에게 전산으로 기록을 남기기 위한 핸드오프 프로그램도 만들어져 있고, 전자차트를 적극 활용해서 정보를 받는 사람이 미리 어떤 정보를 중요하게 받아야 하는지를 인지하도록 도와주는 기법도 연구되고 있습니다. 이 밖에도 병원들이 정확하고 신속한 핸드오프를 위해 개발한 흥미로운 방법들이 있는데요, 실제로 자동차 경주의 모습을 수술실에 도입한 예가 있어요.

영국의 한 병원의 이야기예요. 이 병원 마취과에는 창의적인 의사 한 명이 있었습니다. 바로 맥완(McEwan) 교수라는 사람인데, 그는 이탈리아의 포뮬라 원(F1) 카레이싱 팀원들이 단 몇 초 안에 완벽한 팀워크를 발휘하며 오차 없이 차를 재정비하는 과정에 큰 인상을 받았습니다. 환자가 수술실에서 성공적으로 수술을 받았다 하더라도 회복실로 옮겨진 뒤 신속하게 산소호흡기가 연결되지 않거나 하면 안 되잖아요. 이러한 위험을 방지하기 위해 맥완 교수는 자신이 일하는 병원에 포뮬러 원(F1) 자동차 정비팀의 핸드오프 기술을 도입하기로 했습니다. 환자가 수술이 끝난 후 회복실로 옮겨질 때 수술팀과 다음 팀 사이의 핸드오프가 F1의 그것처럼 완벽하게 진행되게 하자는 것이었어요. 그는 직접 이탈리아의 페라리 본사를 방문해 전문가들의 자문을 구했고, 자신의 팀원들을 같은 방식으로 훈련시켰습니다. 이렇게 의료와는 전혀 관련이 없어 보이는 자동차 경주에서 이용되는 방법을 도입해 안전을 향상시킨 것, 신기하지 않나요? 참, 미국의 많은 병원들이 의료진 사이의 팀워크를 높이기 위해 쓰고 있는 프로그램의 모태는 바로 군대에서 개발된 프로그램이었다는 사실!

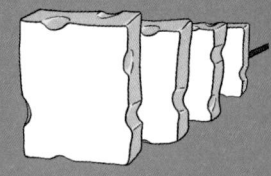

" 평소에는 이겨낼 세균도
약해진 몸에는 치명적일 수 있다! "

네 번째 치즈

한 평의 버블

> 감염 이야기

- 포스팅1 "며칠 더 입원하면 안 될까요?" 세 살 지훈이 이야기
- 포스팅2 감염을 막는 병원의 치즈: 병원 냄새
- 포스팅3 감염을 막아낼 궁극의 무기
- 스페셜 포스팅 Y의 현장 탐방: 존스홉킨스 병원의 감염 관리 회의에 다녀와서
- 포스팅4 아이엠치즈 감염 예방 수칙
- 요점 정리 다시 보는 감염 예방의 치즈!
- 포스팅 댓글 모음

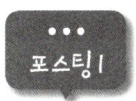

"며칠 더 입원하면 안 될까요?"
세 살 지훈이 이야기

Day 1

새벽 네 시. 만 24개월을 갓 넘긴 지훈이가 엄마 품에 안겨 A 병원 응급실에 실려왔다. 지난주부터 시작된 기침이 점점 심해지더니 그제부터 지훈이는 먹지도 못했다. 지난밤엔 39.5도 고열에 시달리며 밤새 잠을 못 잤다. 엄마는 인터넷에서 찾은 '아기 열 식히는 법'을 모두 시도해보았지만 그때만 잠시 열이 내려갈 뿐 금세 다시 돌아와 지훈이는 고통스러워했다. 결국 지훈이 엄마, 아빠는 새벽 세 시까지 뜬눈으로 아들을 돌보다 근처 병원의 응급실로 향했다. 자고 있던 6개월 된 둘째 아이는 맞벌이하는 부부를 대신해 아이들을 봐주고 계신 친할머니에게 맡겼다.

응급실 담당 의사는 가슴 엑스레이 결과를 보더니 폐렴인 것 같다며 며칠 입원 치료를 받으라고 했다. 다행히 소아과 병동 6인실 한 곳에 빈 침대가 있어 지훈이를 바로 입원시킬 수 있었다. 태어나서 처음 병원에 입원하게 된 지훈이. 열이 나고 기침을 하는데다 코까지 막혀 숨 쉬기도 버거워 보였다. 낯선 병실에 눕히니 잠도 못 자고 힘들어했다. 엄마는 지훈이의 가는 팔에 꽂힌 주사 바늘을 보면서 마음 아파했다.

Day 3

열이 내렸다. 아직 먹는 것도 신통치 않고 밤에는 여전히 기침을 심하게 했지만 그래도 열이 내려 다행이었다. 의사는 이틀 정도 더 지켜보며 열이 완전히 사라진 것인지 확인하자고 했다.

Day 5

그 사이 열은 다시 나지 않았다. 지훈이는 입맛이 돌아왔는지 제법 잘 먹고, 움직임도 조금 나아졌다. 주치의는 입원할 때 했던 혈액배양검사 결과에서도 균이 나오지 않았다며 오늘 퇴원하라고 했다. 손주 걱정에 지훈이 아빠를 대신해 병원에 와 계시던 지훈이 할머니는 퇴원 이야기를 듣고 며느리에게 넌지시 말했다.

"얘, 열은 내렸지만 기침은 계속하는데 완전히 치료를 받고 퇴원하는 게 좋지 않겠니? 집에 둘째도 있는데 옮기면 어떡하려고."

지훈이 엄마도 기침이 마음에 걸렸다. 예전에 한 동네 엄마가 기침이 오래 가면 폐렴이 또다시 생길 수 있다고 했던 말도 생각났다.[1] 지훈이 엄마는 곧 의사에게 말했다.

"기침이 다 나을 때까지 며칠만 더 입원해 있을게요. 병원에서 치료받는 게 더 빨리 나을 것 같아서요."

주치의는 "의학적으로는 병원에 더 있을 필요가 없습니다. 기침이 나는 것은 가래를 배출하기 위한 것이니 몸이 낫더라도 며칠 더 기침을 하는 게 당연해요. 둘째에게 옮기는 건 아닙니다."라고 말하려다 만다. 퇴원을 권유할 땐 자신의 의학적 판단도 중요하지만 무리가 없으면 환자와 가족들이 원하는 대로 하는 것을 원칙으로 해왔기 때문이다.

"그렇게 하세요. 그런데 병원 안에는 아픈 아이들이 많으니 오히려 여기서 다른 아이들에게 이것저것 옮을 수도 있어요. 그러니 상황 보고 가능한 빨리 퇴원하는 게 좋을 것 같습니다."

의사는 입원이 길어지는 것의 단점을 말해주는 것으로 이야기를 마무리했다.[2]

Day 6

지훈이는 더 좋아졌다. 아침 회진 때 지훈이를 살펴본 주치의는 이제 정말 집에 가도 되겠다고 했다. 하지만 엄마는 밤이면 심해지는 기침에 여전히 마음이 불편했다.

1 사실은 기침을 해서 폐렴이 생기는 것이 아니라 폐렴이 생겨서 기침을 하는 것이다.
2 예전엔 의사와 환자 모두 의사가 결정을 내리면 환자는 무조건 따라야 한다고 생각했지만, 요즘은 그렇지 않다. 의사가 의학적 정보를 전달해주면 이를 듣고 환자가 함께 결정하는 '동의'를 기반으로 한 환자 중심적인 치료 원칙이 갈수록 중요하게 인식되고 있다.

"밤에는 아직도 기침을 많이 하는데…. 하루 이틀 더 있어보고 갈게요."
지훈이 할머니도 옆에서 고개를 끄덕였다. 지훈이 할머니는 사실 입원 4일째부터 아예 병원에서 잠을 잤다. 아이가 할머니 손에 커서인지 유난히 밤에는 할머니를 찾아서 지훈이 엄마는 밤이 되면 집으로 돌아가 어린 둘째를 돌보기로 한 것이었다. 할머니는 아픈 손주에게 밥도 직접 먹이고, 잘 시간이면 옆에서 아이 이마에 손을 얹고 자장가도 불러주었다. 워낙 사람들과 잘 어울리는 성격이라 병실의 다른 환자 엄마들과 얼굴을 트고 지내면서 다른 아이들이 아프다고 울고 떼를 쓰면 가서 달래주기도 하고 업어주기도 했다. 병실의 자상한 왕할머니가 된 것이었다.

Day 8
회진을 돌던 주치의는 마음이 좋지 않았다. 지훈이가 지난밤에 배가 아프다고 했다는 것. 정오가 지나자 지훈이는 설사를 시작했다. 간호사로부터 지훈이의 설사 소식을 들은 의사는 확신했다. '감염이다.' 곧 한바탕 검사의 폭풍이 몰아쳤다. 혈액검사, 소변검사, 대변에 혹시 피가 섞여 있는지 살펴보는 분변잠혈검사, 적혈구침강속도(ESR), C반응성단백시험(CRP), 복부 엑스레이, 초음파 등까지. 며칠 전 폐렴으로 입원했을 때 다 했던 검사들이지만 설사와 복통이라는 새로운 증상을 해결하기 위해 다시 하게 된 것이다.

Day 9
지훈이는 물처럼 맑은 설사를 계속 쏟아냈고 구토도 했다. 의사는 링거로 수액을 공급하라고 지시했다. 병실의 다른 아이로부터 옮은 로타바이러스

> 감염에 의한 설사 같은데, 어쨌든 탈수의 위험이 있으니 퇴원시킬 수 없었다.
>
> **Day 14**
> 설사는 멎었고 지훈이는 이제 좀 괜찮아 보인다. 많이 아팠던 지훈이도 힘들었겠지만, 2주 동안 지훈이 침대 아래의 간이침대에서 새우잠을 자며 지훈이를 보살핀 지훈이 엄마나 할머니도 탈진한 상태다. 퇴원해도 될 것 같다는 의사의 말에 모두들 한숨을 돌린다.

지훈이는 폐렴으로 병원에 왔지만 병실에서 다른 감염을 얻으면서 결국 열흘을 더 입원하게 됐다. 감염에 의한 폐렴으로 치료를 받으면서도 폐렴에만 집중하다 보니 제2, 제3의 감염이 생기는 것에 대해서는 '그러려니' 했던 것이다. 이제부터 다룰 아이엠치즈 환자 안전의 주제는, 눈에 보이지 않기에 더 위험한 감염 Infection 에 관한 것이다.

의학의 역사는 사실 감염과의 전쟁사라고 부를 수 있다. 1928년 알렉산더 플레밍[3]이 푸른곰팡이로부터 인류의 첫 항생제 페니실린 Penicillin 을 발견해낸 덕분에 2차 세계 대전에서 부상당한 수십 만 명의 젊은이들이 목숨을 구했고 이후 많은 항생제가 만들어지면서 예전엔

---

[3] 플레밍은 페니실린을 발견한 공로로 이후 노벨상을 받기도 했다.

걸리면 죽는 게 당연하다고 여겼던, 혹은 치명적이던 감염성 질병들을 예방하고 치료할 수 있게 되었다.[4]

지훈이가 걸렸던 폐렴(호흡기 감염)이나 소아마비 등이 그런 감염병의 예다. 지금은 대한민국에서 폐렴으로 죽는 경우는 매우 드물고[5] 소아마비도 어릴 때 예방 주사를 맞아 미리 대비한다. 이렇다 보니 감염이나 세균 같은 것들은 왠지 우리와는 상관없는 가난하고 먼 오지의 이야기로만 생각된다. 하지만 의학과 위생이 발달한 나라에서도 감염과의 전쟁은 늘 현재 진행형이다. 지금도 전 세계의 한 해 사망자 5천 7백만 명 중 감염병(감염균과 호흡기 감염)으로 사망하는 사람이 20%가 넘는다. 이는 암 사망자 13%에 비해 훨씬 많다.[a] 우리나라에서도 2011년 한 해 9만 9천 명이 감염병을 앓았고, 그중 1위인 결핵이 4만 명, 2위인 수두도 3만 6천 명이나 되었다.[b]

그런데 잠시 생각해보자. 감염은 세균이 전해지면서 생기는데, 우리는 일상에서 수많은 세균이나 바이러스들과 접촉을 한다. 하지만 그렇다고 매일 병을 앓지는 않는다. 우리 몸의 면역계가 쳐들어오려는 균들을 그때그때 잡아주기 때문이다. 결국 감염성 질환에 걸리게

---

[4] 최근에는 암이나 성인병 같은 전염성 없는 질병들이 인류의 주된 적으로 주목받고 있다. 이런 새로운 질병이 많아진 이유 중 하나는 예전엔 감염병으로 일찍 사망했을 사람들이 이제는 나이가 들 때까지 오래 살 수 있게 되었기 때문이다.

[5] 2008년 기준 대한민국에서 5세 이하 영아 사망 중 폐렴이 차지하는 비율은 5%에 불과하다. 개발도상국 중에는 20%가 넘는 경우도 많다.

될지, 괜찮을지는 두 가지에 의해 좌우된다. 첫째, 얼마나 많은 균과 만나는가, 둘째, 우리 몸의 면역계가 얼마나 약해져 있는가.

이 두 가지 조건을 완벽하게 충족시키는 장소가 있다. 바로 병원이다. 병원엔 수백, 수천 명 이상의 환자들이 치료를 받고 있고, 그들 중 상당수는 감염성 질환을 앓고 있거나 증상이 없더라도 몸에 갖고 있다. 그러니 병원 밖보다 병원 안에서 세균과 접촉할 가능성이 당연히 높다. 게다가 몸이 아파 입원한 환자들은 면역력이 약해져 있기 때문에 이런 세균들을 정상인처럼 막아내지 못할 가능성이 크다.

감염 중에서도 이렇게 병원 안에서 옮겨진 감염을 의료 관련 감염 Healthcare Associated Infection이라고 하는데, 병원에서 가장 중요하게 생각하고 해결하기 위해 노력하는 안전 문제다. 입원한 환자들이 감염에 걸리면 며칠 더 입원 치료를 받아야 하고, 심하면 사망에 이르기도 하기 때문이다. 미국에서는 매년 9만 9천 명이 의료 관련 감염으로 병원에서 사망한다고 한다.[c] 질병을 치료하기 위해 병원을 찾았는데, 치료 도중 또 다른 감염을 얻어 사망하게 된 사망자가 10만 명에 육박한다는 뜻이다. 우리나라는 어떨까. 세계보건기구[d]의 분석 자료를 보면 한국의 의료 관련 감염 발생률은 3.7%로 미국의 4.5%보다 낮다. 몇몇 개발도상국의 의료 관련 감염 유병률이 20%(발생률은 이보다 훨씬 높을 것이다.)에 육박하는 것과 비교하면 우리나라는 감염률이 매우 낮은 편이다. 이는 각 병원들에서 감염 관리 전담 인력을 따로 두는 등의 투자와 노력을 하고 있고, 이러한 치즈들이 효과를 발휘하고 있기 때문일 것이다.

하지만 수치와 상관없이 병원 안에서 감염이란 존재는 백해무익한 공공의 적이다. 환자에게는 더욱 그렇다. 불필요한 고통을 주고, 병원에 더 오래 머물게 만들기 때문이다. 그렇다면 감염 방지를 위해 병원은 어떤 치즈를 쌓아놓았고, 우리는 이 치즈를 단단히 지키기 위해 어떤 일들을 해야 할까(감염 방지의 치즈 역시 환자의 역할이 매우 중요하다.). 다음 포스팅에서부터 감염 방지를 위한 치즈에 대해 자세히 알아보기로 하자.

> **✚ 당신이 궁금한 이야기**
>
> "오전에 입원한 환자에게 점심 무렵 감염 증상이 나타났다면 이는 병원에서 생긴 감염일까?"
>
> 그렇지 않다. 병원에서 생긴 감염인지 아닌지를 구분하는 중요한 기준 중 하나는 고열, 오한 등의 감염 증상이 입원 후 48~72시간이 지난 후 나타났느냐는 것이다. 세균과 접촉한 뒤 증상이 나타나기까지는 잠복기가 있기 때문에, 입원한 후 48시간 이내에 발생한 감염 증상은 이미 입원할 때 몸에 지니고 있던 균에 의한 감염이라고 본다.

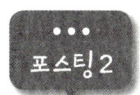

감염을 막는 병원의 치즈
병원 냄새

어떤 장소가 갖는 냄새는 그곳의 기능을 아주 잘 설명해준다. 카페에 가면 커피콩 볶는 냄새가 가득하고, 고깃집에 가면 고기 굽는 냄새가 진동하듯 말이다. 그렇다면 병원에선 어떨까?

아마 대부분은 '병원 냄새'라 부르는 병원 특유의 냄새를 기억할 것이다. 균을 없애기 위해 쓰는 소독약 냄새인데, 요즘 병원들은 10년, 20년 전에 비해 그 냄새가 훨씬 덜하다. 소독약을 덜 쓰기 때문이 아니라 냄새가 덜 독한 소독약이 개발되었기 때문이다. 포성이 가득한 전쟁터에 화약 냄새가 진동하는 것처럼 소독약 냄새가 가득한 병원은 이곳이 '세균과의 전쟁터'였고 지금도, 그리고 앞으로도 마찬가지일 것임을 상징적으로 보여준다.

이렇게 병원에서 벌어지는 세균과의 전쟁은 크게 두 가지 형태로 일어난다. 하나는 균이 우리 몸에 들어오기 전, 그리고 또 하나는 균이 몸 속에 들어온 후. 병원 냄새의 실체인 소독약은 우리 몸에 균이 침입하기 전에 균을 막는 데 이용되고, 균이 몸속에 들어오면 그때부터는 우리 몸의 면역계가 항생제와 연합하여 싸우게 된다.

그렇다면 균을 막는 데에는 어느 쪽이 더 효과적일까? 당연히 균이 몸속으로 들어오기 전이다. 균이 몸 밖에 있을 때는 소독약 대포로 날려버리면 되지만, 일단 몸속으로 침입해오면 아군과 적군이 섞여 있기 때문에 매우 조심스러워진다. 대포를 쐈다간 우리 병사가 죽을

> **+ 당신이 궁금한 이야기**
>
> **"감염이 생기면 마이신(항생제)을 쓰면 그만 아니에요?"**
>
> 항생제의 원리는 무엇일까. 바로 우리 몸에 피해가 '적게 가면서' 세균에겐 '치명적일 것'. 그런데 몸 안에 숨어 들어온 세균은 그에 대항해 투입된 항생제를 피해 계속해서 진화한다. 즉, 세균을 잡기 위해 항생제를 투여하는데, 이 항생제가 세균들을 새로운 형태로 변화시킬 수 있다는 뜻이다. 이 과정이 반복되면 어떻게 될까? 더 이상 항생제가 듣지 않는 균을 만나게 될 것이고, 그 존재가 바로 뉴스를 통해 우리를 공포에 몰아넣었던 슈퍼박테리아다. '슈퍼박테리아'라는 별명을 가진 균은 원래 '메티실린 내성 황색포도상구균(MRSA: Methicillin Resistant Staphylococcus Aureus)' 혹은 '반코마이신 내성 황색포도상구균(VRSA: Vancomycin Resistant Staphylococcus Aureus)' 등의 이름을 가진 균들이다. '슈퍼'라는 이름은 메티실린, 반코마이신 같은 강한 항생제에 듣지 않는 균이란 의미로, 균의 크기가 커서가 아니라 어지간한 무기로는 죽지 않아서 붙은 이름이다. 따라서 나중에 항생제를 써서 치료하는 것보다 처음부터 감염이 되지 않게 막는 것이 훨씬 더 중요하다.

수도 있으니 명중률이 아주 높은 저격수(각 균에 대한 항생제)가 적군을 하나하나 맞춰야 한다. 그러는 사이 적군은 우리 몸을 쑥대밭으로 만들어버린다. 이런 이유로 병원에서는 균이 환자의 몸속으로 들어가지 못하도록 미리 준비하고 관리에 총력을 기울이는데, 이를 위해 다음과 같은 치즈들을 세워놓고 있다.

세균과의 전쟁에 쓰이는 병원의 치즈들

감염 관리가 중요할 것 같은 장소로 제일 먼저 떠오르는 곳은 수술실이다. 의료진은 수술실에 들어가기 전에 비누와 소독약, 구두 닦는 솔 같은 도구로 오랫동안 손을 씻는다. 손을 씻은 후에는 수도꼭지를 만지면 세균이 묻을 수 있기 때문에 다리를 이용해서 무릎 높이의 장치를 건드려 물을 잠근다. 그러고선 멸균된 수술복에 앞치마를 덧입고 모자까지 쓴다. 그뿐인가. 상처를 꿰맬 때 쓰는 바늘, 실 등은 멸균 포장이 되어 있고, 핀셋 같은 일회용이 아닌 기구들도 철저한 살균소독 과정을 거쳐 환자에게 사용된다.[6]

일반 병실에 입원해 있을 때도 감염 관리를 위한 노력은 계속된다. 의료진들이 의료용 고무장갑을 낄 때 보면 신기하게도 겉면에 손이

---

[6] 병원이 일정 규모 이상 커지면 이런 치료기구들을 소독해서 적시에 공급하는 것도 주요 업무 중 하나가 된다. 수술을 예정된 시간에 시행하기 위해서는 환자와 의료진이 제때 수술실에 도착해야 하는데, 수술 장비가 제때 준비되지 않아 수술이 늦춰지는 경우도 있다.

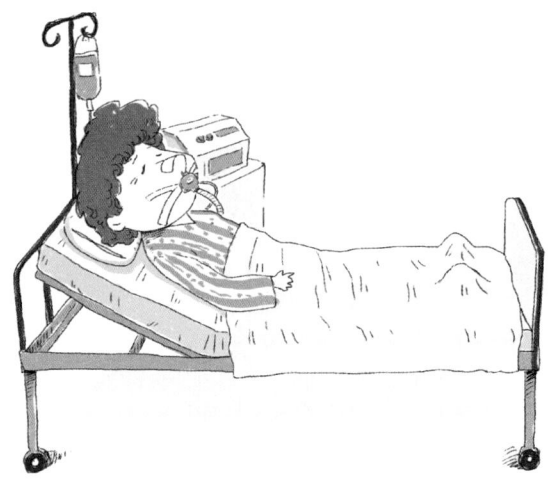

닿지 않게 장갑을 끼는데, 손에 혹시라도 묻어 있을지 모를 균이 장갑에 붙어 환자에게 닿게 되는 것을 막기 위해서다. 상처나 수술 부위에 붙여두는 거즈도 직접 상처를 건드리면 아플 수 있어 붙이는 것이기도 하지만 세균 침입을 막기 위한 것이기도 하다. 상처에서 진물이 나와 거즈가 젖으면 세균을 제대로 차단하지 못하기 때문에 거즈가 젖으면 바로바로 갈아준다.

중환자실에도 감염 관리를 위한 치즈가 있다. 중환자실에 있는 환자들 중에서 스스로 숨 쉬지 못하는 환자들은 인공호흡기Ventilator를 달고 있는데 이렇게 상태가 위중한 환자들의 경우 침대에 편안히 눕히지 않고 그림처럼 침대를 30~45도 세워둘 때가 있다. '너무 누워만 있으면 허리가 아플까 봐 그러는 걸까.' 생각할지 모르겠지만 사실 감염을 방지하기 위해서다. 환자를 완전히 눕혀놓으면 위의 음식물 등이 기도로 넘어가 폐렴이 생길 수 있기 때문이다.

이 외에도 병원 안에는 세균과의 전쟁을 잘 치르기 위해 개발된 무기들이 많다. 존스홉킨스 병원을 비롯한 병원들이 사용하고 있는 '라인카트[7]'도 감염을 줄이기 위해 만들어졌다. 라인카트는 다양한 크기의 바늘들, 특수한 소독액 등을 모아놓은 카트(수레)로, 응급 상황 시 유용하게 쓰인다. 일반적으로 맞는 주사가 아니라 몸 안의 크고 중요한 혈관에 직접 주사 바늘을 꽂는 경우 감염에 특히 주의해야 하는데 큰 혈관을 통해 감염이 되면(이를 카테터 관련 혈류감염 Blood Stream Infection 이라고 한다.) 그만큼 위험하기 때문이다. 감염의 위험 없이 주사 바늘

＋ 당신이 궁금한 이야기 ❓

"감염이 되면 환자에겐 구체적으로 어떤 일이 일어나죠?"

감염의 가장 일반적인 증상은 고열, 오한, 혈압 저하 등이다. 감염은 세균이 우리 몸의 바깥과 통해 있는 구멍을 통해 침입하면서 발생한다. 그 예로는 1)주사 바늘로 링거액을 맞고 있을 때(혈류감염), 2)소변을 빼내는 줄을 꽂고 있을 때(요로감염(Urinary Tract Infection)), 3)수술받은 환자라면 수술 부위에(수술 부위 감염(Surgical Site Infection)), 좀 더 위중한 환자라면 4)인공 호흡기에 의지하고 있을 때(인공호흡기를 통해 생기는 폐렴(Ventilator-associated Pneumonia))을 생각해볼 수 있다. 수술 부위처럼 몸의 일부분에 감염이 일어날 수도 있고(감염이 되면 빨갛게 되거나 부위가 아파진다.), 혈액을 통해 감염이 되어 고열 등의 일반적인 감염 증상이 나타날 수도 있다. 이 네 가지가 병원에서 가장 자주 발생하고 중요하게 다뤄지는 의료 관련 감염이다.

을 꽂으려면 다양한 크기의 바늘들, 특수한 소독액 등 여러 가지가 필요하고, 이런 준비물을 가지러 몇 군데의 물품 보관소를 다녀와야 한다. 시간이 넉넉하다면 상관없지만 응급 상황이라면 일일이 물품들을 챙겨올 시간이 없다. 그래서 라인카트에 필요한 모든 준비물을 미리 구비해두어 아무리 급한 상황이라도 이것만 끌고 가면 되도록 해놓은 것이다. 이렇게 병원에서 세워놓은 치즈들은 모두 병원 내 세균과의 전쟁에서 중요한 무기로 이용된다.

---

7 몸에 링거를 꽂아 선으로 연결하는 것을 흔히 "라인 잡는다."고 한다. '라인카트'에서 '라인'이라는 말은 여기에서 왔다.

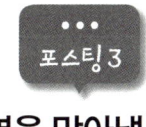

감염을 막아낼
궁극의 무기

　세균과의 전쟁. 여기에서 쓰이는 가장 강력하고 효과적인 병원의 무기는 무엇일까? 지난 포스팅에서 살펴본 병원의 모든 치즈들엔 공통적으로 포함되는 한 가지 중요한 단계가 있다. 바로 '손 씻기'다. 수술을 준비할 때, 주사를 준비할 때, 거즈를 갈아줄 때 등 감염 방지를 위한 모든 것들에 기본이 되는 치즈로, 의료진들이 환자와 접촉하기 전에 꼭 해야 하는 아주 중요한 초특급 무기다.

　'세균과 전쟁을 치룬다면서 겨우 손 씻는 게 최고의 무기야?'라고 생각할 수도 있다. 하지만 병원 안에서의 손 씻기는 밥 먹기 전이나 잠자기 전에 하는 일상의 손 씻기와는 전혀 다른 차원의 의미를 지닌다. 말 그대로 죽고 살고의 문제이기 때문이다. 병원에 있는 환자들은 면역체계가 약해져 있어 일단 세균이 침투하면 환자의 몸은 순식간에 무너진다. 세균 입장에서는 환자들의 몸속은 아무 방해 없이 무럭무럭 세력을 키우기 좋은 비닐하우스인 셈이다. 이런 이유로 의료인들은 우리가 상상하는 것 이상으로 자주 손을 씻는다. 심지어 언제 어떻게 손을 씻어야 한다는 규칙도 존재한다.

세계보건기구의 손 씻기 규칙

세계보건기구에서는 의료진이 언제 어떻게 손을 씻어야 하는가에 대해 무려 120쪽이 넘는 가이드라인을 발표했다. 이 기준은 현재 전 세계 의료 기관에서 벌어지고 있는 세균과의 전쟁에서 교전수칙으로 이용되고 있는데, 기본적으로 다음의 다섯 가지 상황에서 꼭 손을 씻으라고 한다. (1)환자를 만지기 전, (2)환자에게 무균 작업을 하기 전, (3)환자의 소변 등의 체액에 노출된 후, (4)환자 주변의 환경을 만진 후, 그리고 (5)환자를 만진 후.

'아, 이럴 때만 씻으라는 거구나.' 하고 쉽게 생각할지 모르지만 잘 보면 환자와 함께 있는 거의 모든 상황(심지어 밥 먹는 것을 도와주는 상황)에도 손을 씻으라는 것이니, 결코 만만한 일은 아니다.

존스홉킨스 병원의 손 씻기 규칙

병원마다, 혹은 병동마다 특별한 손 씻기 규칙을 만들어놓기도 하는데, 존스홉킨스 병원의 중환자실에서는 구체적인 상황별로 씻으라는 세계보건기구의 기준과는 달리 병실이라는 공간적 개념을 이용해 손 씻기 규칙을 만들었다. 즉, 환자의 병실을 '균이 없는 상태로 유지되어야 하는 공간'으로 정하고, 의료진이 환자를 만질 예정이건 아니건 상관없이 무조건 병실에 들어갈 때와 나올 때 손을 씻으라고 규정한 것이다. 이런 공간적 기준의 큰 장점은, 의료진 입장에서도 언제 씻어야 할지를 고민할 필요 없이 쉽게 실천할 수가 있다는 것이다.[8] 예를 들어 의사가 단순히 검사 결과를 말해주기 위해 병실에 들어갈 예정이더라도 환자가 "여기가 불편한데 봐주세요."라고 하면 환자를 만져보고 확인해야 한다. 이럴 때 존스홉킨스의 기준대로 이미 병실에 들어가기 직전 손을 씻었다면 이 상황에서 환자의 몸에 손을 대도 안전에 문제가 없다.

 들어갈 때 손을 씻는 것이 병실 안 한 명의 환자를 보호하기 위함이라면, 나올 때 손을 씻는 것은 병실 밖의 수많은 환자들을 보호하기 위한 것이다. 병실 안 환자가 증상은 아직 없지만 어떤 균에 감염되어 있었다고 가정해보자. 의료진이 그 환자를 치료한 후 손을 씻지 않고 나온 채 다른 일을 했거나 손잡이, 엘리베이터 버튼 등 많은 사람들과

---

[8] 이를 돕기 위해 병실 입구 바닥에 빨간 선을 그어 시각적으로 경고하고 있으며, 몇몇 병동에선 실험적으로 병실 문지방을 통과할 때마다 스피커에서 병원 원장이나 각 과의 과장들이 직접 녹음한 "손 씻었죠? 우리 환자를 지켜줘서 고마워요."라는 메시지가 흘러나오기도 한다.

공유하는 물건을 만진다면 감염은 훨씬 더 넓은 범위로 빠르게 퍼지게 될 것이다.

존스홉킨스 병원의 중환자실은 외부와 독립된 공간이라는 의미로 '버블(방울)Bubble'이라는 별칭으로 불리기도 한다. 환자가 퇴원을 하면 다음 환자가 오기 전에 병실 문을 접착테이프 같은 것으로 밀봉하고 그 안을 가스로 소독하는데, 그 장면을 보고 있으면 왜 병실을 무균방울 Aseptic Bubble 이라 부르는지 이해할 수 있다. 이렇게 '들어가고 나올 때 손을 씻음으로써 최소한 방울 속만큼은 무균으로 유지한다.'는 것이 그들의 규칙이다.

이와 관련해 존스홉킨스 병원엔 감염과 관련해 전설처럼 전해오는

➕ 당신이 궁금한 이야기　　　　　　　　　　　　　　　❓

"단순히 손 씻는데 왜 규칙들이 이렇게 많은 거죠?"

손 씻기에 관한 두 가지 대표적인 규칙을 예로 들었는데 "어떤 게 더 옳고 좋은 것일까?" 궁금할 수 있다. 세계보건기구는 전 세계의 평균적인 의료 환경을 고려해 가이드라인을 만들기 때문에, 여러 명이 한 병실에 머무는 다인실(2인실 이상)을 기준으로 상황별 손 씻는 규칙을 만들었다. 아프리카 오지의 병원에선 한 병실에 수십 명이 누워 있기도 하므로, 그 안의 모든 환자를 보호하기 위해선 한 환자를 보거나 주변 물건을 만질 때마다 손을 씻으라고 하는 것이다. 반면 존스홉킨스 병원의 중환자실은 대부분 1인실 구조다. 병실을 들어가고 나올 때에만 손을 씻더라도 그 방의 환자를 보호할 수 있다.
1인실도 있지만 2인, 6인실 등 다인실 구조를 주로 사용하고 있는 우리나라 대부분의 병원은 기본적으로 세계보건기구의 상황별 기준을 따르고 있다.

이야기가 있다. 예전에 존스홉킨스 병원장이 급하게 중환자실에 볼일이 있어서 들어왔는데, 깜빡하고 손을 씻지 않았다고 한다. 입구에서 이를 발견한 20대 초반의 신참 간호사가 원장을 불러 세우고 '손을 씻어야 한다.'고 일장 연설을 했고, 원장은 깜짝 놀라며 바로 손을 씻었다. 재미있는 것은 그 후에 또 원장이 중환자실에 들어올 일이 있었는데, 그날은 손에 알콜성 손소독제를 잔뜩 발라 꼼꼼히 씻더니 손을 하늘을 향해 세워 흔들면서 "나 손 씻었어요~."라고 큰 소리로 말하며 들어왔다는 것. 격식과 위계 질서가 중요한 병원에서 하늘 같은 상사를 지적한 신참 간호사와 쿨하게 대처한 원장. 그만큼 병원에서의 감염 관리는 매우 중요하다.

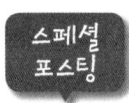

Y의 현장 탐방
존스홉킨스 병원의
감염 관리 회의에 다녀와서

아이엠치즈 환자들을 대표해 존스홉킨스 병원의 감염 관리 회의에 다녀왔다. 미국 방문길에 존스홉킨스 병원에 들러 닥터J와 함께 감염의 치즈에 대한 이야기를 나누고, 세계 최고의 병원에서는 감염과의 전쟁을 어떻게 치루고 있는지 직접 보기로 했던 것이다. 이를 알고 나면 우리가 어떤 치즈를 세울 수 있을지 보일 테니 말이다. 자, 존스홉킨스 병원의 감염 관리 회의실 안으로 Go!

회의실 안엔 이미 많은 간호사와 의사들이 모여 있었다. 앞에서는 존스홉킨스 병원의 감염 관리 담당자라는 간호사 한 명이 슬라이드를 보여주며 열심히 이야기를 하고 있다. 내 앞에는 병원복이 아닌 평상복을 입고 있는 나이 지긋한 아주머니 한 분이 앉아 열심히 메모를 하고 있었는데, 알고 보니 신경중환자실^{NICU}에 입원해 있는 환자와 그 가족을 대표하는 환자대표$^{Patient\ Representative}$라는 직책을 가진 분이라고 한다. 나는 곧 간호사의 말에 귀를 기울이기 시작했다.

"다들 질려버릴 만큼 들었겠지만, 우리가 왜 또 이 얘기를 꺼내야 하는지는 다 알고 있죠? 환자를 보기 전후에 손을 잘 씻고 있겠지만 그래도 반드시 잘 지키자는 의미에서 이렇게 시간을 내서 모였습니다."

'이런 자리가 꽤 자주 있는 모양이지?' 하는 생각이 들었다.

"얼마 전에 가루 실험(하루는 사람들이 병원에서 얼마나 여러 곳에 손을 대는지 직접 느껴보라고 이곳 중환자실에 들어오는 사람들의 손에 가루를 묻히게 했다고 한다. 이 가루는 눈에는 안 보이지만 자외선 전등을 비추면 빛을 내는, CSI 같은 드라마에 자주 등장하는 그런 가루다.)을 했었지요? 오늘은 그 결과를 보여줄게요."

감염 관리 담당자가 발표한 결과에 따르면 가루 실험 후 몇 시간이 지나서 자외선을 비춰보니, 중환자실 전체 구석구석이 환하게 빛나고 있었다고 한다. 심지어 환자를 보는 데 이용하는 컴퓨터 키보드도 반짝반짝 빛나고 있었다고 한다. 손에 직접 가루를 묻힌 사람들에 의한 것도 있겠지만, 화장실 문의 손잡이처럼 여러 사람의 손이 닿는 곳과 각종 기구들을 통해 거의 모든 사람의 손을 타고 균들이 퍼져나갔다는 것이다. 이것이 '감염의 경로가 되겠구나' 하고 생각하니 절로 고개가 끄덕여진다.

"잘 봤죠? 이래서 모두가 잘 해야만 하는 거예요. 한두 명이라도 제대로 안 하면 모든 이의 노력이 허사가 되니까요. 그리고 그 결과는 환자들에게 돌아갑니다. 감염! 그럼 이제 며칠 전에 했던 여러분 손 배양 검사의 결과를 보겠습니다."

손 배양은, 평소 병원에 있는 사람들의 손바닥을 커다란 접시에 담긴 배양액 젤리 위에 찍는 것이라고 한다. 그렇게 한 번 손씻기 전 손을 찍고, 그 직후에 중환자실 곳곳에 걸려 있는 알콜성 손소독제로 손을 닦은 후 다시 다른 배양 접시에 손자국을 낸다. 그리고 그 손자국 접시들을 따뜻한 온도가 유지되는 배양 기계 안에 넣어둔 뒤 꺼내어 보는 실험인데, 만약 손에 세균이 있었다면 그 자리를 중심으로 균이 자라나 있는 모양을 볼 수 있다고 한다.

곧 화면에 뜬 사진들을 보니 정말 놀라웠다. 화면의 왼편엔 보통의 손자국, 오른편은 알콜성 손소독제로 씻은 후의 손자국. 너무나 극명한 차이다. 왼편은 도저히 평범한 사람의 손자국이라고는 믿기지 않을 만큼 많은 균들이 자라나 있었고, 오른편 사진엔 세균이 자란 모습이 거의 없었다.

"와우!"

회의실 안에는 미국식 탄성이 가득찬다. 감염 관리 담당자가 계속 말을 잇는다.

"오늘의 교훈은 두 가지입니다. 우리 열심히 손 씻잖아요. 그럼에도 불구하고 이렇게 균들이 있단 말이죠. 그리고 앞서 본 가루 사진을 함께 생각해보세요. 간호사, 의사, 기타 직원을 불문하고 우리 모두 손을 씻어야 합니다. 그리고 환자 대표님도 와계시니까 하는 얘긴데, 환자 보호자분들도 꼭 자주 손을 씻으셔야 합니다. 감염은 눈에 보이지 않는 폭탄이에요. 병실에 들어가고 나올 때 매번 손을 씻고 병실 밖이라고 해도 병동에 있는 물건들에는 가급적 손을 대지 마세요."
(존스홉킨스 병원의 중환자실은 1인실이기 때문에 병실에 들어가고 나올 때에만 씻으면 되지만 다인실의 경우는 이렇게 해서는 소용이 없다.)

다시 화면에는 국사 시간에 보는 연대표 같은 것이 띄워지고, 설명이 이어진다.

"이건 실제 우리 병원에서 있었던 감염 사례입니다. 얼마 전 병동에서 무척 흔치 않은 감염이 몇 차례 발생했어요. 그동안 보지 못했던 균이라 우리가 촉각을 곤두세웠는데요. 서로 다른 세 군데의 병동에서 각기 다른 기간에 환자 몇 명씩 그 특이 세균에 감염된 사례가 나타났죠. 조사해보니, 그 세 곳에 한 명의 같은 환자가 있었습니다. 그 환자가 퇴원했다가 다시 입원해서 다른 병동, 병실로 입원하는 과정을 반복했는데, 그때마다 그 환자 주위 환자들에서도 그 감염이 발생했어요. 한 사람이 옮길 수 있는 감염균의 예를 보여준 케이스죠."

곧 강의가 끝나고, 회의에 참석한 의료진들의 진지한 토론 시간이 이어진다. '손을 씻는 게 그렇게 힘든 문제인가.'라고 생각했던 내가 전혀 상상해본 적 없는 얘기들이 한참 동안 오고 간다.

레지던트 A: 예를 들어볼게. 어떤 환자에게 응급 상황이 생겨 여러 명의 의료진이 달려가 환자를 치료해야 해. 당장 기도에 관을 삽입하지 않으면 죽을 수도 있는 이 순간에, 과연 20초 동안 알콜성 손소독제로 손을 씻는 게 더 중요한 거야?

간호사 B: 나는 환자에게 약 주고 치료하고 수백 번 병실에 들락거리는데, 정말 열심히 손을 닦아. 병동에 손에 바르는 로션도 좀 놔두면 안 될까? 이것 좀 보라고! (그러면서 손을 들어올리는 간호사의 손은 여자의 손이라고 볼 수 없을 만큼 거칠다.)

레지던트 C: 회진 돌 때 여러 명이 함께 도는데, 7~8명이 줄줄이 서서 손 씻고 들어가고 기다리는 모습을 상상해 봐. 쉽지 않더라고. 환자에게 접촉을 하지 않더라도 씻어야 할까?

간호사 D: 내가 병실에 들락거리는 게 아마 하루 100번이 훨씬 넘을 거야. 우리 규정대로라면 들어갈 때 한 번, 나올 때 한 번이니까 내가 하루에 200번 손을 씻어야 하는 건데, 그럼 난 하루 근무

> 8시간 중 거의 두 시간을 손 씻는 데 써야 해. 이게 과연 환자들에게 좋은 걸까?

열띤 토의 후 리더가 결론을 내린다.

"어려운 점들이 있다는 것은 알겠지만, 환자에게 감염이 생기지 않는 게 최우선이니 응급 상황을 제외한 모든 경우에 무조건 씻습니다. 손 로션은 좀 알아보기로 하겠어요."

회의에 들어왔던 환자 대표 아주머니도 한마디 거든다.

"손 씻는다는 게 왠지 어린이들 가르치는 것 같아서 크게 신경을 안 썼는데, 이렇게까지 고생하는 줄 몰랐네요. 더구나 우리 손이 어떤 결과를 만들지를 알고 나니 더 잘 씻어야겠다는 생각이 들기도 하고요. 내가 병동 환자와 가족들을 모두 찾아다니며 얘기하도록 해야겠어요."

회의가 끝나고 중환자실을 빠져나온 나는 잠시 생각에 잠겼다.

감염이란 환자 안전 문제를 막기 위해 세계 최고의 병원에서 어떤 특이하고 거대한 치즈를 쌓아놓았나 궁금했는데, 그 정답은 간단하게도 '손 씻기'였다. 아니, 손 씻기의 치즈가 완벽해야만 다른 감염 관리를 위한 치즈들이 작동할 수 있다는 게 맞겠다. 거꾸로 말하면 아무리 최첨단 감염 방지 기법을 써도 손 씻기가 이루어지지 않으면 말짱 도루묵일 것이다. 더구나 중요한 건 대부분의 사람들이 잘 하면 되는 일이 아니라 모두가 잘 해야한다는 것이다. 열 명 중 한 명이라도 어느 순간 잊거나 귀찮아서 하지 않으면 결국 다 무너지게 되니 말이다.

실제로 존스홉킨스 병원의 감염 프로젝트에 참여했던 아이엠치즈 닥터J의 말에 따르면 이곳에서도 가장 힘들어하는 일이 바로 모든 사람이 손을 씻어 감염이 퍼지지 않도록 하는 것이라고 한다. 병원에서는 치료, 진찰, 주사 등 기본적으로 그곳에서 벌어지는 일은 다 손과의 접촉이기 때문에 의료진을 대상으로 이런 교육을 주기적으로 실시하고, 심지어 의료진의 동선을 파악해 손에 닿기 좋은 곳에 세정제를 놓아두도록 하는 등 무척 신경을 쓰고 있다.

손을 씻는다는 것이 참 간단한 행동이지만 병원에서 이를 100% 실행할 수 있도록 하는 일이 쉽지는 않은 모양이다. 의학논문 사이트 한 군데에서 손 위생Hand Hygiene을 검색하니 4,000편 가까이 되는 논문이 줄줄이 나왔다. 손 씻기 하나에 온갖 행동 과학과 심리학적 접근법, 경영 기법까지 논의되고 있었다. 그만큼 병원에서는 감염이 최고의 이슈이며 환자들에게도 감염 예방이 중요하다는 뜻일 것이다.

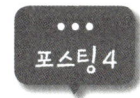

아이엠치즈
감염 예방 수칙

지금까지 병원들이 감염과 어떻게 사투를 벌이고 있는지 살펴보았다. 그런데 이것만으로 충분할까? 환자와 보호자, 방문객 등도 사랑하는 가족에게 세균을 전해주지 않으려면 감염 방지를 위한 치즈, '손 씻기'를 실천해야 한다. 그런데 문제는 일반인을 위한 쉽고 구체적인 손 씻기 기준이 없다는 것!

의료인을 위한 세계보건기구의 '손을 씻어야 하는 다섯 가지 상황'은 우리가 실천하기엔 복잡하고 부적합한 부분이 많다. '환자의 주변 환경을 만진 후'처럼 광범위한 내용은 항상 환자의 주변에 있는 환자와 보호자들에겐 혼란스럽기만 하다. '병실을 들어가고 나올 때'마다 손을 씻자는 존스홉킨스 병원의 기준 역시 실천하기는 쉽지만 대부분

2인실 이상의 다인실 구조인 우리나라 병원에서는 효과적이지 않다. 세계보건기구의 기준을 모두 충족시키면서도 존스홉킨스 중환자실의 기준처럼 간단하고, 2인실 이상의 병실에서도 환자, 보호자, 방문객이 모두 쉽게 실천하기 쉬운 손 씻기의 규칙은 없을까?

아이엠치즈는 그 힌트를 땅의 면적을 표현할 때 써왔던 '평'이라는 단위에서 찾아보았다.

한 평의 버블

> **감염 방지를 위한 최고의 치즈: 한 평의 버블을 지킨다**

'병실을 들어가고 나올 때 손을 씻어라.'는 존스홉킨스 병원의 규칙은 병실이라는 공간을 한 명의 환자가 소유한다는 데서 출발한다. 그렇다면 우리나라 다인실 구조에서 한 환자가 소유하는 공간은 어디일까? 환자의 침대, 그리고 물건을 올려놓는 작은 선반이나 테이블이 그 공간이다. 침대 길이가 2미터 정도이니, 한 환자가 소유하는 공간은 대략 한 평. 바로 다음의(268페이지) 그림과 같다. '한 평'의 침대와 작은 테이블을 포함하는 점선이 그 경계다.

여러 명이 함께 쓰는 병실 전체는 어쩔 수 없지만, 이 한 평의 공간만큼은 환자나 보호자가 완벽하게 통제할 수 있다. 그리고 우리는 감염 방지를 위해 이 한 평의 공간을 무균 상태(완전한 무균은 아니지만 다른 곳에 비하면 굉장히 균이 적은 청결 공간)로 지키면 된다. 존스홉킨스 병원에서 한 병실을 무균 공간으로 정의하는 것처럼 말이다. 이렇게 되면 그 안에 주로 머무는 환자들은 항상 무균 상태의 공간에 있게 된다. 환자의 침대를 포함해 한 평이 채 안 되는 이 공간, 우리 모두가 반드시 지켜주어야 할 이 무균의 방울 같은 공간이 바로 '한 평의 버블'이다.

이 공간에 들어갈 땐 무조건 손을 씻는다는 것이 가장 안전한, 감염을 막는 우리의 치즈다. 즉 그림의 점선을 통과해 들어갈 때 무조건 손을 씻는 것이다. 이렇게 하면 무의식적으로 감염의 확률을 높이는 행동을 하더라도(병실 문의 손잡이나 창문의 블라인드를 만지는 등), 환자가 머무는 한 평의 버블이란 공간을 안전하게 지켜낼 수 있다.[9]

✚ 당신이 궁금한 이야기 ❓

"침대나 이불만 만지는 것도 감염과 관련이 있을까?"

한번 상상해보자. 입원한 환자에게 친한 친구가 문병을 온다. 친구는 환자와 가까이 있기 위해 침대 난간에 손을 얹고 기댄 뒤 몇 분 동안 이야기를 하고 돌아간다. 환자는 친구를 배웅한다며 침대에서 일어날 때 그 난간을 만진다. 환자에게 이불을 덮어주는 것도 마찬가지다.

환자에게 직접 손을 대지 않더라도 한 평의 버블이란 공간 안의 물건을 통해 환자에게 세균이 전해질 수 있는 것이다. 침대 옆 테이블 위의 물컵, 음료수, 책, 소지품 등도 마찬가지다. 따라서 '이건?', '이런 경우는?' 등을 생각하지 말고 한 평의 버블에 들어갈 땐 무조건 손을 씻도록 하자. 이것이 우리에겐 최고로 강력한 치즈가 된다.

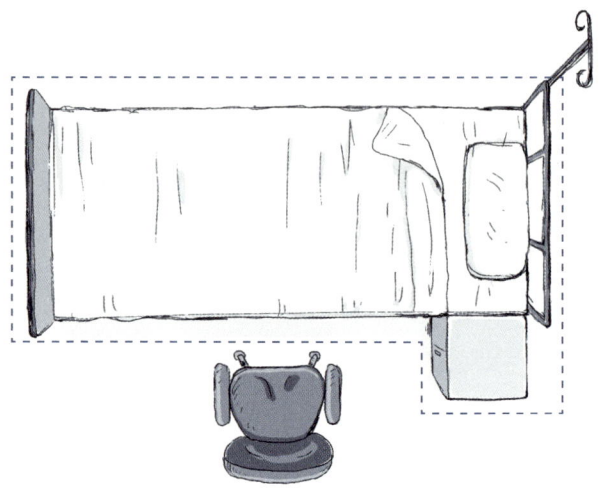

한 평의 버블을 지키는 방법: 손 씻기의 과학

알콜성 손소독제를 이용해 씻는다

과학적으로 손 씻기에 권장되는 방법은 두 가지다. 첫째, 물과 비누를 이용하는 것, 둘째, 알콜성 손소독제를 이용하는 것. 지금까지 어느 것이 더 효과적인가에 대해 많은 연구들이 이루어졌는데, 현재까지의 결론은 두 방법이 비슷한 수준으로 손에서 균을 없애준다고 보고 있다.

---

9 직접 입원해보면 느끼겠지만 이 공간 안에는 생각보다 많은 것들이 있다. 침대에 걸려 있는 링거, 오줌주머니, 상처를 덮어놓은 거즈 등등.

존스홉킨스 병원에서도 두 가지 중 자신이 편한 것을 골라 이용하도록 규정하고 있지만, 정말 중요한 수술 전 등을 제외하면 실질적으로는 대부분의 의료인이 알콜성 손소독제를 이용하고 있다. 아이엠치즈도 환자, 보호자, 방문객 등 모두 알콜성 손소독제를 이용할 것을 권장한다.

물과 비누로 씻을 경우 세면대에 매번 오가는 것도 귀찮지만 수건에 손을 닦는 단계에서 다시 더러워질 가능성이 크기 때문이다. 실제로 한 병원에서 의료인들을 대상으로 실험을 한 결과, 손을 물과 비누로 씻은 후 함께 쓰던 수건에 닦자 오히려 씻기 전보다 손이 더 더러워졌다. 깨끗한 일회용 종이 타월을 이용하지 않는다면 물과 비누로 씻는 것이 되레 감염을 부추길 수 있는 아이러니한 결과인 것이다. 반대로 알콜성 손소독제는 손에 짜서 마를 때까지 손을 비비기만 하면 된다. 세계보건기구는 물과 비누로 손을 씻을 경우 1분, 알콜성 손소독제를 이용할 경우 20~30초를 권장하고 있으니 알콜성 손소독제를 이용하면 시간까지 절약할 수 있다.

어떻게 씻을까: 손에서 물감을 닦아내듯 비빈다

병원에 가보면 종종 세면대 부근에 손을 어떻게 씻는지에 대한 포스터가 붙어 있다. 공식적으로 정해진 손 씻기 방법은 없지만 세계보

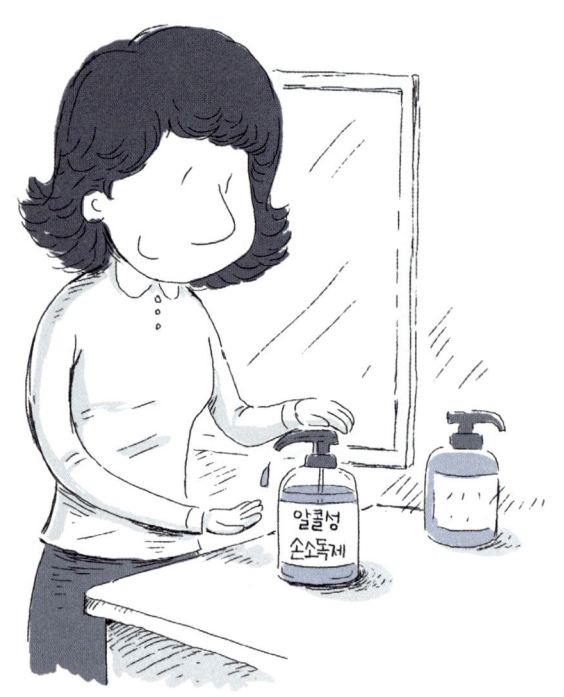

건기구는 (1)양 손바닥, (2)손등, (3)손가락 사이, (4)엄지와 검지 사이, (5)손끝 등의 순서로 구석구석 손을 비비라고 권한다. 이렇게 복잡하게 손을 씻으라고 하는 이유는 신경 써서 씻지 않으면 세균이 잘 제거되지 않기 때문이다. 실제로 어떤 실험에서 사람들의 손에 형광물질을 바른 다음 손을 씻게 하고 손에 자외선을 비추어보았더니, 그 결과 분명히 손을 씻었는데도 손등, 손가락 사이 등 여기저기 안 씻긴 부분들이 많았다고 한다.

하지만 손을 씻을 때마다 세계보건기구의 규칙을 기억해서 따르는 것도 쉽지 않다. 아이엠치즈는 대신 '물감이 손 전체에 묻었다.'고 생각하고 손을 씻으라고 권한다. 그러면 놓치기 쉬운 손등이나 손가락 사이, 끝 부분까지 꼼꼼히 챙길 수 있을 것이다. 이제는 한 평의 버블을 어떻게 지켜야 할지 답이 나온다. 다음은 모범 예시다.

⊙ 한 평의 버블 모범 예시

환자의 침대 옆 의자에 앉아 있다가 환자를 일으켜야 하는 상황이 오면(한 평의 버블에 들어갈 때) 알콜성 손소독제를 손바닥에 넉넉하게 짠 후 마치 손에서 물감을 지워내듯 구석구석 20~30초간 손을 비비기 시작한다. 그 시간이 지루하면 한두 마디 대화를 나눈다. 그러는 사이에 알코올은 다 날아가고 환자를 만질 준비가 끝난다. 환자를 부축해 화장실이라도 다녀오게 되면 환자를 침대에 눕히기 전, 즉, 한 평의 버블에 들어가기 직전에 다시 손을 닦는다. 화장실에서 씻었더라도 다녀오면서 들러붙었을지 모르는 균들이 이 공간 안에 들어가지 못하도록 하기 위해서다. 이는 보호자뿐 아니라 환자나 방문객들에게도 똑같이 적용된다.

한 평의 버블 사수하기

손을 씻지 않는 방문객 등에게 의사의 권위를 빌려 씻도록 권한다

감염이 얼마나 위험한지, 침대를 포함한 '한 평의 버블'을 무균 상태로 지키는 것이 얼마나 중요한지를 이해하고 나면 자연스럽게 손을 씻게 된다. 문제는 모든 사람들(특히 방문객들)이 감염의 위험과 한 평의 버블 규칙을 알고 있지는 않다는 것이다.

월요일 오후 6시. 퇴근 시간. 선릉에 위치한 한 사무실의 직원 세 명은 동료 직원 B에게 문병을 가려고 한다. 지난 금요일 여자 친구네 인사 간다며 들떠 있던 B가 옆자리 C의 감기약을 먹고 알레르기 반응으로 기관지를 절개하는 큰일을 당하고 모 대학 병원에 입원해 있기 때문이다. 기관 절개라는 말이 정확히 무엇인지는 모르겠지만 목에 구멍을 뚫는 큰일이었다고 하니 다들 놀란 눈치다. C는 자신이 준 약 때문에 생긴 일이라 마음이 편치 않다.

D과장, E대리, 그리고 C는 문병을 갔다 나와서 간단히 소주라도 할 요량으로 차는 회사 주차장에 세워두고 지하철을 타기로 한다. 20층 사무실에서 걸어나온 셋은 꽉 찬 엘리베이터를 타고 내려와 근처 지하철 역으로 향한다. 월요일 퇴근 시간의 지하철은 꽤나 북적인다. 자리를 잡지 못한 세 명

은 문가의 쇠 기둥을 잡고 몇 정거장을 간다. 올 겨울은 유난히 추운 탓인지 여기저기서 기침 소리가 들린다. '감기 옮기 딱 좋겠다.'는 이야기를 주고받으며 셋은 병원에 도착한다.

병원 1층에 도착한 D과장 일행. 주스 한 병이라도 사가야 하는 것 아니냐며 E대리가 매점으로 뛰어간다. 그는 신용카드 대신 현금을 써야 돈을 아낄 수 있다고 굳게 믿는 알뜰남이다. 주머니에서 꼬깃꼬깃한 천 원짜리 지폐와 백 원짜리 동전을 꺼내 계산한다. 그 사이 D과장과 C는 병원 실내에 장식된 큰 크리스마스트리의 장식품들을 만져보며 "요즘은 병원도 백화점처럼 근사하네." 하고 감탄한다.

9층 병실에 도착한 일행은 가운데 침대에 누워 있는 B를 발견한다. 옆에는 얼마 전 결혼할 사람이라며 회식 자리에 데려왔던 B의 여자 친구가 걱정스런 표정으로 앉아 있다. 셋은 침대로 다가간다.

"아니 이게 어찌된 일이야?"

D과장은 B의 손을 붙잡고 안타까운 듯 말한다. E대리는 주스 박스를 침대 옆 테이블 위에 놓은 뒤, 늘어져 있어 곧 엉킬 것처럼 보이는 링거줄을 집어 침대 머리에 얹어놓는다. C는 자기 때문에 이런 일이 생겼다는 죄책감을 지울 수가 없는지 딱히 말을 하지 못하고 B의 발치에 서서 침대 난간을 붙잡고 있다.

바쁠 텐데도 찾아와준 직원들이 고맙기는 하지만 B의 여자 친구는 이 광경이 불만스럽고 불안하다. 얼마 전 우연히 가보게 된 아이엠치즈라는 웹사이트에서 감염이 얼마나 위험한 것인지 알게 되었기 때문이다. 또 환자의 침대를 무균 상태로 유지하자는 〈한 평의 버블〉이라는 포스팅도 본 터였다.

B가 병원에 실려왔다는 소식에 울먹이며 달려온 지난 금요일 오후부터 아무리 경황이 없어도 병원에서 침대에 매달아준 알콜성 손소독제로 하루에도 수십 번씩 손을 씻는 그녀였다.

D과장 일행이 퇴근 후에 지하철을 타고 왔다고 하는데, 분명히 집에서 나오자마자 하루 종일 일한 손 그대로 왔을 것이고, 엘리베이터 스위치, 지하철 손잡이, 병원의 회전문까지 수많은 곳에 손을 댔을 것이다. 게다가 방에 들어오자마자 B의 얼굴이며 물건들을 손도 안 씻고 저렇게 만지다니….

'저기, 죄송하지만 거기 보이는 세정제로 손 좀 닦아주시겠어요?' 하는 말이 입가를 맴돌지만 결코 입 밖으로 꺼낼 수는 없다. 그녀 또한 몇 년째 사회 생활을 하고 있고, B 또한 퇴원하고 나면 다시 돌아갈 회사 아닌가. 직장 상사도 왔는데 거기다가 바쁜 와중에 온 손님에게 "손 씻으세요."라니. 불안하지만 그녀는 그냥 잠자코 있기로 한다.

같은 시각 7층 소아과 병동. 폐렴으로 입원한 지 6일째인 지훈이. 의사는 어제부터 퇴원해도 된다고 했지만, "완전히 낫고 가자."는 강경한 시어머니 말씀에 지훈이 엄마는 그게 좋을 것 같기도 해 딱히 반대하지 않았다. 오늘 아침 복도에서 잠깐 마주친 주치의는 병원에 더 입원하는 것은 뭐라고 못하지만 다른 아이들에게서 병이 옮을 수 있으니 조심하라고 한다. 지훈이가 몸이 나을수록 분명 같은 방 아이들하고도 어울릴 텐데 웬만하면 그러지 못하게 하라는 당부도 했다.

> 시어머니는 당신 손으로 직접 키우신 지훈이가 너무 걱정되시는지 아예 "밤에는 내가 지훈이를 볼 테니 너는 집에서 둘째랑 애비를 챙겨라."고 하시며 병원에서 주무신다. 워낙 인심도 좋고 사람들을 아끼시는 분이라 병실의 다른 엄마들과 아이들에게도 인기가 많다. 그런데 의사의 말을 듣고부터는 지훈이 엄마도 솔직히 불안하다. 시어머니께 "손을 씻으셔야 해요."라고 한 번 말씀을 드렸으나 알겠다고 하시고는 가만히 지켜보니 거의 씻지 않으시는 것 같다. 하지만 헌신적으로 아이를 돌봐주시는 시어머니를 "왜 안 씻으세요?"라며 일일이 감시할 수도 없는 노릇이다. '그래, 나라도 잘 씻어야지. 지훈이는 아무 일 없이 곧 퇴원할 거야.' 지훈이 엄마는 생각한다.

　B의 여자 친구와 지훈이 엄마는 분명 지금 난감한 상황일 것이다. 손 씻는 것이 중요한 줄은 알지만 시간을 내어 와준 누군가에게 "손 씻으세요."라는 말이 쉽게 나오는 건 아니기 때문이다. 게다가 B의 경우처럼 잠깐 보고 돌아가는 방문객들이라면 '에이, 잠시 보고 갈 건데 뭐 별일 있있어.'라며 찜찜하더라도 그냥 넘어갈 가능성이 크다.

　하지만 잠시 들른 문병객일지라도 그가 병원에 와서 환자를 만지기까지 하루 종일 얼마나 많은 불특정 다수의 사람과 물건에 손을 대었는지를 생각한다면 환자를 감염의 가능성에 노출되게 놔둘 수는 없는 노릇이다. 의료인들이, 그리고 환자나 보호자인 우리가 하루에 수십, 수백 번 손을 씻어도 저렇게 5분, 10분 들른 사람들이 세균의 핵폭탄을 떨어뜨리고 가버린다면 어떻겠는가? 이때는, 의사의 권위를 빌려 이들을 씻게 만들면 된다. 지훈이 엄마의 경우는 아예 주치의가 감염에 주의를 하라고 말했으니 당연히 그래야 하고, B의 여자 친구도 마찬가지다. 우리가 함부로 "손 씻으세요."라고 말할 수 없는 손님들이 왔을 때는 이렇게 말하도록 하자.

"주치의 선생님이 그러는데요. ○○가 지금 면역이 약해져 있어서 꼭 손을 씻고 만나야 한대요."

이 말에 "안 된다.", "싫다."고 할 사람이 과연 있을까? 특히 알콜성 손소독제를 손에 짠 뒤 비비면서 이런 말을 한다면 듣는 이들은 아무 감정의 상처 없이 '내가 환자를 위해 이렇게 해야 하는구나.'라며 기쁜 마음으로 손을 씻을 것이다.

한 평의 버블은 감염 방지를 위해 환자인 우리가, 혹은 보호자인 우리가 지켜야 하는 가장 확실한 안전의 치즈다. 여기에 환자를 보러 온, 혹은 다른 업무로 방문한 사람들도 다 같이 한 평의 버블을 지킬 수 있게 해준다면, 우리는 아이엠치즈의 '당신은 최고' 도장을 받아야 마땅한 국가대표급 환자와 보호자가 될 수 있다. 외쳐라, 한 평의 버블!

다시 보는 감염 예방의 치즈! → **요점 정리**

한 평의 버블
감염 예방을 위한 치즈

> **한 평의 버블 캠페인**

1 한 평의 버블
- 감염 방지를 위한 최고의 치즈: 한 평의 버블을 지킨다.
 (한 평의 버블이란 환자의 침대를 기준으로 침대 옆 작은 테이블까지를 하나의 공간으로 묶은 개념이다. 감염 방지를 위해 이 공간은 반드시 무균 상태를 유지한다는 각오로, 이곳에 들어갈 때 무조건 손을 씻자는 것이 아이엠치즈 수칙이다.)

2 한 평의 버블을 지키는 방법: 손 씻기의 과학
- 알콜성 손소독제를 이용해 씻는다.
- 어떻게 씻을까: 손에서 물감을 닦아내듯 비빈다.

3 한 평의 버블 사수하기
- 손을 씻지 않는 방문객 등에게 주치의의 권위를 빌려 씻도록 권한다.
 "주치의가 그러는데요, ○○가 지금 면역이 약해져 있어서 꼭 손을 씻고 만나야 한대요."

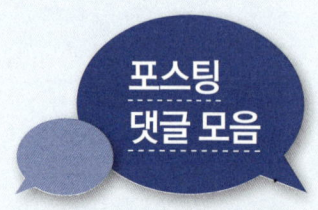

아이엠치즈는 어떤 의견이든 환영합니다! 감염에 대해 자유롭게 얘기해주세요.

댓글 1 병원에 입원한 아버지를 모시고 있는 환자 가족입니다. 포스팅을 읽고 한 평의 버블을 지키려고 무척 애를 쓰고 있어요. 아버지께도 말씀드렸구요. 실천을 하다 보니 문득 궁금한 게 생겼습니다. 한 평의 버블 원칙은 환자가 접촉할 공간을 침범하게 될 경우 무조건 손을 씻자는 것이잖아요? 그런데 보호자의 경우 환자를 보고 나서는 어떻게 해야 하나 하는 생각이 들어서요. 아버지 간병이 우선이니까 일단은 아버지에게 손이 닿기 전에 반드시 씻겠지만, 아버지께 감염이 있는 경우 저 역시 감염이 되거나 저를 통해 집에 있는 우리 아이들에게도 옮게 되지 않을까 하는 걱정이 되더라고요.

아이엠치즈 우선 아버님은 정말 훌륭한 보호자를 두셨네요! 아버님은 물론 아버님과 같은 병실을 쓰는 환자들 또한 훨씬 더 안전할 거예요. 아이엠치즈 수칙들은 한 명의 환자의 안전에 최우선으로 초점을 맞추고 있습니다. 그러니 일단은 버블에 들어가는 단계, 내 환자를 지키는 과정에 먼저 집중하는 게 좋겠습니다. 하지만 말씀하신 대로 한 평의 버블 안쪽으로 들어갈 때뿐만 아니라, 환자를 돌보는 일 등을 마치고 버블에서 나온 뒤에도 손을 씻으면 정말 좋겠죠. 본인과 다른 가족, 그리고 다른 환자들을 위해서 말이에요. 아버지를 떠나 집에 돌아갈 때를 한번 상상해볼까요? 병실 문고리를 열고, 엘리베이터 기다림 버튼, 층수 버튼, 그리고 병원 정문까지… 여러 차례 병원 여기저기에 손을 대게 됩니다. 그리고 그대로 집에 가면 어떻게 될까요? 설령 집에 도착하자마자 욕실에 가서 깨끗이 손을 씻는다곤

해도, 집 현관문, 신발장, 외투를 벗는 과정에서 옷장, 옷걸이, 욕실문, 수도꼭지까지 집 안 구석구석을 건드려야 손을 씻을 수 있잖아요? 집에 갓난아이라도 있으면 큰일이죠.

아무래도 병원 안에서는 환자들의 이동이 잦고, 간병인, 보호자, 문병객 등으로 붐비기 때문에, 감염을 일으킬 수 있는 박테리아, 바이러스들이 여기저기 묻어 있을 가능성이 높지 않겠습니까? 그러니 병원에서는 환자를 위해 한 평의 버블을 지켜주시고, 병원에서 나올 때는 본인, 그리고 다른 가족을 감염으로부터 지키기 위해 알콜성 손소독제로 한 번 더 손을 닦아주세요. 보통 병원 1층 여러 곳에 세정제가 붙어 있으니 실천은 쉬울 것입니다.

😊 **댓글 2** 아이가 백일 되던 무렵 병원에 입원한 적이 있습니다. 워낙 아이가 어려서 팔뚝 대신 손등에 주사 바늘을 꽂고 있었는데요. 며칠 동안 간호사들마다 자꾸 손등 부분을 체크하면서 "이 부분이 빨갛게 되거나 부으면 반드시 말해주세요."라고 하더라고요. 감염이 되면 빨개진다면서요. 저는 그때 아이의 질병 때문에 정신이 없어서 "왜 감염에 저렇게 신경을 쓰나?" 했었어요. 그런데 아이엠치즈에서 읽은 것도 있지만, 얼마 전 TV에서 본 다큐멘터리를 통해서 감염이라는 게 21세기인 지금도 매우 위험한 것이라는 점을 알게 되었습니다. 그리고 아무 생각 안 하고 해왔던 손 씻기가 그렇게 큰 의미가 있는 것인지도 처음 느꼈어요. 혹시 손 씻기 말고 감염을 막기 위해 도입된 새로운 치즈들에는 어떤 것들이 있을까요?

🤓 **아이엠치즈** 정말 좋은 질문이에요. 한 평의 버블은 모두가 함께 실천해야 할 가장 중요한 감염 관리 수칙이고요. 이 외에도 이미 많은 병원의 치즈들이 개발되어 사용 중이랍니다. 우선 요즘엔 병원 건물이나 시설을 설계할 때부터 감염의 위험을 낮추기 위한 설계를 하고 있어요. 예를 들면, 어떤 수술실은 입구와 출구가 따로 있고, 한 방향으로만 나 있어 그 문으로 다시 들어갈 수 없도록 만들어 놓기도 해요. 의료진이 수술실에 들어갈 때 손을 굉장히 철저하게 씻고, 거기에 수술 가

운도 덧입고 들어가잖아요? 혹시 수술하는 의사가 잠시 수술실 밖에 나와야 할 일이 생겨도 일단은 정해진 출구로 나가서 일을 처리한 후, 들어올 때는 입구쪽으로 와서 다시 씻는 과정을 반복해야만 입장이 가능한 그런 구조를 적용한 곳도 있죠. 이런 과정이 비효율적으로 보일 수도 있지만 그만큼 감염을 방지하기 위해 많은 노력을 하고 있다는 것을 말해줍니다.

또 링거를 맞을 때 바늘이 꽂힌 자리가 멀쩡해 보이더라도 며칠에 한 번씩(병원마다 다른 규정을 갖고 있지만 보통 48~96시간마다) 새로 갈아주는 것도 바로 감염을 막기 위해서예요. 간호사들이 아이의 손등에 자꾸 신경을 썼던 것도 같은 이유일 거예요. 사실 몸에 부종이 있거나 해서 혈관이 잘 안 잡히는 환자들의 경우엔, "겨우 잡아놓은 라인 그냥 쓰면 되지 왜 또 잡느냐."며 괜히 환자를 아프게 한다고 불만을 가지기도 하죠. 하지만 라인을 그대로 두었다가 감염이 생기는 것에 비하면 조금 아프고 힘들더라도 규정을 따르는 것이 좋습니다. 그 감염이 슈퍼박테리아 같은 강력한 균이라면 당장 내일 퇴원할 환자들도 감염으로 몇 주간 더 치료받아야 할 수도 있고, 목숨까지 위협당할 수도 있으니까요.

상처나 수술 부위에 대주는 거즈의 두께, 갈아주는 시간 간격 등에도 감염 관리를 위한 치즈들이 숨어 있습니다. 깊숙한 혈관에 도관을 꽂는 경우에는 보통 사용하는 소독약보다 살균효과가 좋다고 알려진 소독액을 이용하고, 도관 자체의 안팎에 항생제를 살짝 코팅해 놓은 제품을 사용하기도 해요.

또 병원에 배치되어 있는 알콜성 손소독제의 위치들도 의료인과 보호자의 동선을 가능한 짧게 하는 최적의 장소에 배치하기 위해 많은 노력을 하고 있어요. 심지어는 컴퓨터로 시뮬레이션을 해서 위치를 정하기도 해요. 그런데 그 알콜성 손소독제가 병원의 수백 곳에 배치되기 때문에 다 쓰면 바로바로 채워넣는 것도 정말 커다란 일 중에 하나랍니다. 만약 자신의 병실 근처의 알콜성 손소독제가 다 떨어진 것을 발견했다면 의료진에게 바로 말해서 채워넣을 수 있도록 하면 좋겠네요.

감염의 원인인 박테리아나 바이러스가 눈에 보이지 않는 적들인 만큼, 그들로부터 우리를 지켜주는 치즈들도 이렇게 눈에 잘 띄지 않는 경우가 많습니다. 쉽게 얘기하면 병원의 모든 시설 및 장비는 어떤 형태로든 '감염'과의 전쟁과 관련되어 있다고 말할 수 있을 정도랍니다. 그중, 환자와 보호자가 꼭 지켜줘야 할 치즈는 한 평의 버블이라는 것, 잊지 않으셨죠?

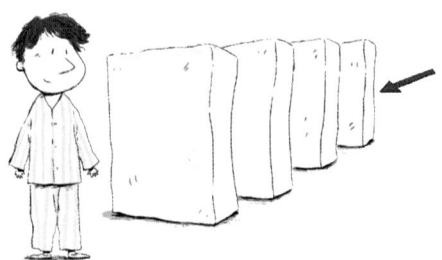

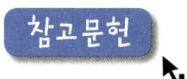

아이엠치즈의 탄생

a 미국 서적 〈조시의 이야기〉(Josie's Story)(2009, 소렐 킹 지음, Atlantic Monthly Press)와 조시의 이야기가 실린 볼티모어 선 신문 온라인판(2003년 12월 14일자, "The medical errors took a little girl's life")을 참고하여 요약 및 재구성하였다.
b Reason J. Human error. Cambridge, UK: Cambridge University Press; 1990.

첫 번째 치즈 다섯 개의 알_5R
▶약물 이야기

a Phillips DP, Christenfeld N, Glynn LM. Increase in US medication-error deaths between 1983 and 1993. The Lancet. 1998;351(9103):643-644.
b Institute of Medicine. Preventing medication errors. Washington, DC: National Academy Press; 2007.

두 번째 치즈 생명을 건 5분
▶진료실 이야기

4 Preventing Falls in Hospitals : A Toolkit for Improving Quality of Care. Rockville, MD: Agency for Healthcare Research and Quality;2013.

세 번째 치즈 1+1
▶수술실, 검사실, 입원실 이야기

a Solet DJ, Norvell JM, Rutan GH, Frankel RM. Lost in Translation: Challenges and Opportunities in Physician-to-Physician Communication During Patient Handoffs. Acad. Med. 2005;80(12):1094-1099.
b Berkenstadt H, Haviv Y, Tuval A, et al. Improving Handoff Communications in Critical Care: Utilizing Simulation-Based Training Toward Process Improvement in Managing Patient Risk. CHEST Journal. 2008;134(1):158-162.

네 번째 치즈 한평의 버블
▶감염 이야기

a World Health Organizations. Causes of Deaths 2008 Summary Tables. Geneve, World Health Organizations. 2011.
Available at http://www.who.int/gho/mortality_burden_disease/global_burden_disease_DTH6_2008.xls
b 한국 질병관리본부 (2012). 2011년 감염병 감시 연보.
c Klevens RM, Edwards JR, Richards CL, et al. Estimating health care-associated infections and deaths in US hospitals, 2002. Public Health Rep. 2007;122(2):160-166.
d World Health Organizations. The Burden of Health Care-Associated Infection Worldwide. Geneve, World Health Organizations. 2011.
Available at http://www.who.int/gpsc/country_work/summary_20100430_en.pdf

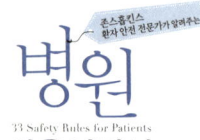

병원 사용설명서

33 Safety Rules for Patients

존스홉킨스 환자안전 전문가가 알려주는

펴낸날 초판 1쇄 2013년 4월 10일 | 초판 3쇄 2014년 4월 10일

지은이 정현재 · 윤혜연

펴낸이 임호준
이사 홍헌표 이동혁
편집장 김소중
편집 윤은숙 장재순 김은정 김송희 임주하 김보람
디자인 이지선 왕윤경 | **마케팅** 강진수 김찬완 권소회
경영지원 나은혜 박석호 | **e-비즈** 표영원 이용직 배은지 고연정

기획 나정애 | **일러스트** 장영수
인쇄 ㈜자윤프린팅

펴낸곳 비타북스 | **발행처** ㈜헬스조선 | **출판등록** 제2-4324호 2006년 1월 12일
주소 서울특별시 중구 태평로1가 61 | **전화** (02) 724-7683 | **팩스** (02) 722-9339
홈페이지 www.vita-books.co.kr | **블로그** blog.naver.com/vita_books | **페이스북** www.facebook.com/vitabooks

ⓒ 정현재 · 윤혜연, 2013

이 책은 저작권법에 따라 보호를 받는 저작물이므로 무단 전재와 무단 복제를 금지하며,
이 책 내용의 전부 또는 일부를 이용하려면 반드시 저작권자와 ㈜헬스조선의 서면 동의를 받아야 합니다.
책값은 뒤표지에 있습니다. 잘못된 책은 바꾸어 드립니다.

ISBN 979-11-85020-00-6   13510

• 비타북스는 독자 여러분의 책에 대한 아이디어와 원고 투고를 기다리고 있습니다. 책 출간을 원하시는 분은
  이메일 vbook@chosun.com으로 간단한 개요와 취지, 연락처 등을 보내주세요.

존스홉킨스
환자 안전 전문가가 알려주는

병원
33 Safety Rules for Patients
사용설명서

정헌재 · 윤혜연 지음

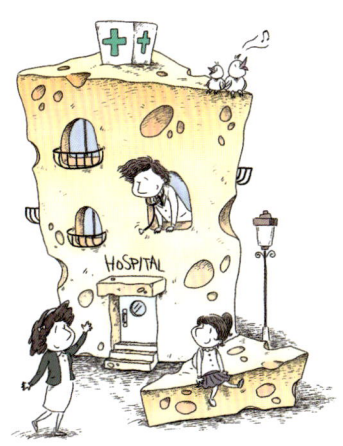

똑똑하고 안전하게 병원을 이용하는 33가지 방법

비타북스

For you

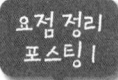
요점 정리 포스팅 1

외래 진료를 받는 당신을 위한
아이엠치즈 환자 안전 수칙 18

아이엠치즈 모범 환자인 A씨. A씨는 평소 병원을 이용할 때 아이엠치즈에서 제안한 환자 안전 수칙들을 충실히 실천하고 있다. 다음은 A씨가 외래로 병원에 갔을 때의 모습이다. 아이엠치즈 환자 안전 수칙을 어떻게 지켜나갔는지 생각하면서 읽어보자. 내가 평소 병원을 이용할 때의 모습과 비교하면서 말이다.

A는 최근 소화가 잘 되지 않아 아내의 위염약을 먹을까 하다가, 시간을 내어 내과에서 상담을 받기로 했다. 병원을 방문하기 전날 밤, 그는 식탁에 앉아 과거 자신이 겪었던 건강 경력들을 적어보았다. 먼저 1)예전에 앓았던 질병과 부모님, 형제자매가 앓았던 질병, 2)최근 한 달 내 복용한 약, 3)알레르기가 있는 약이나 음식 등을 적었다. 덧붙여 현재의 증상에 대해서는 정확히 언제쯤부터 소화 불량이 있었는지, 얼마나 자주 복통이 왔는지 등도 꼼꼼히 숫자로 기록했다.

이튿날 내과를 방문한 A는 의사와 인사를 나눈 뒤, 어젯밤 적어둔 종이(커닝페이퍼)를 손에 쥐고 의사의 질문에 답변하기 시작한다. "어디가 아파서 왔고 그 증상이 얼마나 오래 되었나요?" 의사가 묻자 A는 "소화가 안 된 지 세 달 정도 되었고, 한 달에 한 번씩 찌릿한 복통을 느꼈어요."라고 답한다. 의사의 질문은 혹시 다른 건강 질환은 없는지, 최근 식사에 변화가 있었거나 스트레스가 있는지, 복용 중인 약은 없는지 등으로 이어진다. A의 정보를 모두 들은 의사는 그에게 "신경성 위장 질환이 의심되지만 우선 피검사와 위 내시경을 해봅시다."라고 말한다. 3년 전 건강 검진을 받은 후 내시경 검사를 한 적이 없는 A는 의사가 이야기하는 사이 커닝페이퍼 뒷면에 의사의 말을 적으며 "신경성 위장 질환, 일주일 후 위 내시경 검사, 2주 후 다시 병원 방문해서 확인, 그때까지 제산제 등 먹는 약 처방"이라고 중얼거린다. 의사는 그의 말을 들으며 고개를 끄덕인다.

상담을 마치고 나온 A는 접수 창구에서 이름을 부르자 진료비를 내고 처방전을 받는다. 기다리는 환자들, 나오는 환자들로 대기실이 무척 붐볐지만 그는 잠시 멈춰선 채 처방전에 적혀 있는 이름과 주민등록번호가 자신의 것이 맞는지 확인한 뒤 병원을 빠져나온다.

인근 건물 1층에 있는 약국에 도착한 그는 갖고 있던 휴대폰으로 처방전의 사진을 한 장 찍어둔 뒤 약사에게 제출하고 기다린다. 잠시 약국을 둘러보며 필요한 것이 없는지 구경하는 사이 약사가 A의 이름을 부른다. A가 다가가자 약사는 봉투에 표시를 하며 "한 번에 두 가지 알약을 드시는 것이고요. 하나는 소화제, 다른 하나는 제산제입니다. 하루 3회, 식후 30분에 복용하세요."라고 말한다. A는 약사의 설명을 들으며 아까 의사가 한 이야기(제산제 등의 먹는 약을 처방받으라)와 일치하는지 생각해본 다음 봉투를 받아들어 자신의 이름을 확인하고 약값을 지불한다.

집에 돌아온 A는 받아온 약을 어른 키 높이의 장식장 위에 두고 벽에 걸린 달력에 내시경 검사 날짜를 찾아 동그라미를 친다.

일주일 뒤.

A는 병원의 검사실로 향한다. 접수를 마친 뒤 의자에서 기다리니 검사실 직원이 이름을 부른다. A가 다가가 직원을 쳐다보며 "45세 A입니다."라고 말하자 그가 한 번 더 검사 예약 목록을 확인한 뒤 "저쪽 탈의실에 가서 검사복으로 갈아입은 후 다시 대기실에서 기다리세요."라고 한다. A는 직원을 다시 한 번 보며 "그런데 예전에 CT를 찍은 적이 있는데 그때 심장이 조이

는 듯한 일이 있었어요."라고 말한다. 직원은 알겠다며 "오늘은 CT 때와는 다른 약을 사용하니 걱정 마세요."라고 말해준다. 수면 내시경실에 들어간 A는 곧 주사를 맞고, 본인도 모르는 사이에 잠이 든다.

A가 잠에서 깨어보니 자신은 혼자 누워 있고 옆에선 간호사를 비롯한 여러 명의 직원들이 바쁘게 움직이며 검사를 받으려는 다른 환자들을 돌보고 있다. '혼자 일어나 걸어나갈까?' 잠시 고민하던 그는 바빠 보이는 사람들을 향해 큰 소리로 말한다. "저 이제 깼는데 내려가도 됩니까?" 이를 듣고 한 직원이 다가와 "네, 제가 부축해드릴게요."라며 A가 침상에서 내려오도록 돕는다. "운전은 하지 마시고 식사는 지금부터 하셔도 됩니다."라는 주의사항을 들은 후 그는 집으로 향한다.

A씨가 병원을 이용하는 모습은 무척 평범해 보이지만 이 안에는 우리가 병원을 안전하게 이용하는 데 무척 중요한 18가지의 아이엠 치즈 환자 안전 수칙이 숨어 있다. 이제부터 A씨가 병원에서 어떤 안전 수칙들을 지켜나갔는지 장소별로 살펴보자.

진료실에서 A씨가 지킨 수칙은…

1 자신의 과거 건강 경력을 기록해둔다
의사가 정확하고 빠른 진단을 내리고 어떤 검사를 행할지 결정하기 위해서는 환자의 이전 병력 등을 아는 것이 무척 중요하다. 전달되어야 할 필수 목록은 1)과거력과 가족력, 2)최근 한 달 복용한 약, 3)알레르기 목록이다.

2 증상에 대해 구체적인 숫자로 말한다
"좀 되었어요." 등의 애매한 표현보다는 "3일", "1시간" 등 숫자로 대답하는 것이 정확한 진단과 안전한 치료를 받는 데 중요하며 증상이 복합적으로 나타났을 때에는 더욱 그렇다.

3 커닝페이퍼를 준비해 이를 보며 대답한다
1번과 2번에서 미리 꼼꼼히 정리한 내용들을 막상 진료실에서 떠올리려 하면 쉽게 생각이 나지 않는다. 종이에 적어놓아야 빠뜨리지 않고 정확한 정보를 줄 수 있다.

4 동사로 대답하고 모르면 모른다고 한다
"네.", "아니요."로만 대답하면 의사와의 대화 중 정보 전달 과정에 오해가 생길 수 있다. 반드시 "네, 배가 찌르듯 아팠습니다." 등 동사를 덧붙여 대답하고, 모르면 모른다고 말해야 한다.

5 증상 설명에 사진과 동영상을 적극 이용한다

A씨의 경우는 아니지만 증상 중엔 과거에 나타났으나 현재는 사라진 경우 등 의사에게 말로 설명하기가 힘든 경우가 있다. 이를 대비해(특히 응급실에서) 사진이나 영상을 이용하면 더 정확하고 빠른 진단과 신속한 치료를 받을 수 있다.

6 의사의 말을 중얼대며 받아쓴다

짧은 시간에 의사가 하는 말을 머리에 모두 담아오는 것은 불가능하다. 따라서 치료에 중요한 정보들은 반드시 적어와야 하는데, 이를 중얼거리면서 적게 되면 의사가 이를 듣고 환자가 잘못 이해한 정보를 정정해 줄 수 있다. 이는 많은 병원에서 의료진 사이에 이용되는 커뮤니케이션 기법을 응용한 것이다.

7 받아와야 할 정보를 모두 적어온다

6번에서 중얼거리며 받아 적어와야 할 가장 중요한 정보는 1)진단명, 2)치료 계획(치료법과 일정)이다. 진단명은 치료를 진행하는 동안은 물론 이후에 다른 질병으로 다른 병원을 방문했을 때에도 중요한 과거 정보로 이용된다. 치료 계획을 잘못 이해하면 치료 시기를 놓치거나 약을 잘못 받는 등의 문제가 생길 수 있다.

8 병원을 나오기 전 처방전을 받자마자 이름과 주민등록번호를 확인한다

처방전이 바뀌는 일이 종종 생긴다. 주의를 기울이지 않으면 남의 약을 먹게 될 수 있다.

9 처방전의 사진을 찍어둔다

처방전은 환자가 어떤 질병으로 어떤 치료를 받는지를 보여주는 매우 중요한 정보로, 현재는 물론 다음에 병원에 갔을 때에도 의사에게 주어야 하는 가장 중요한 정보다. 처방전 사본이 없다면 A씨처럼 약국에 제출하기 전 사진을 한 장 찍어두면 된다.

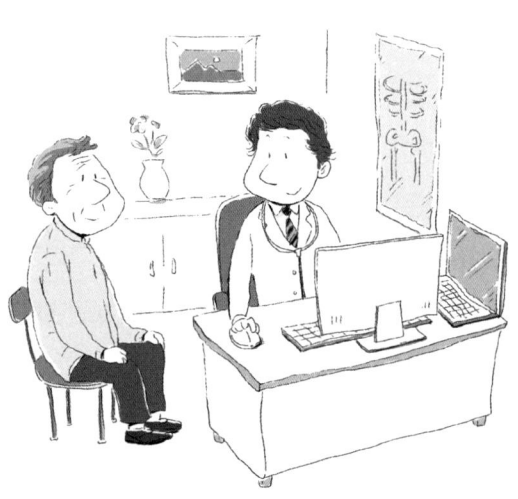

약국에서 A씨가 지킨 수칙은…

10 약국에서 약을 받으면서 포장에 적힌 이름과 주민등록번호(혹은 나이)를 확인한다

남의 약과 내 약이 뒤바뀌는 것을 예방할 수 있다. 외래에서는 일단 약을 들고 집에 가면 약을 잘못 먹더라도 정정해줄 의료진이 없으므로 환자 본인이 주의를 기울여야 한다.

11 약사에게 복약 지도를 들으면서 의사에게 들은 내용과 일치하는지 확인한다

자신의 약을 올바르게 먹는 것은 약물 이용에서 가장 중요한 원칙이다. 처방전이 만들어지는 단계부터 약이 조제되어 나올 때까지 어떤 식으로든 남의 약이 오는 경우가 있더라도, 진료실에서 들은 설명과 일치하는지 확인하는 것으로 안전을 크게 향상시킬 수 있다. 게다가 약을 정량대로 알맞게 복용하는 것은 약물 안전에서 매우 중요하지만 많은 경우 제대로 지켜지지 않고 있다.

12 쉽지만 지키지 않으면 치명적인 수칙: 약물을 안전한 곳에 보관한다

이성적 판단을 하기 힘든 유아 및 노약자들은 언제든 약물을 잘못 먹을 수 있으므로 처음부터 우리가 주의를 기울여 예방해야 한다.

13 증상이 같다고 약을 나눠 먹지 않고, 모르는 약을 먹을 때는 사진을 찍어둔다

약물 알레르기가 있을 경우 심하면 사망할 수도 있기 때문에 아무리 가벼운 감기약이라도 남의 약을 함부로 먹어서는 안 된다.

14 예방 주사 치료를 받고 30분 정도 병원 근처에 머무르며 관찰한다

보통 주사제는 투여 후 알레르기가 있을 경우 반응이 금세 나타난다. A 씨의 경우는 아니지만 예방 주사(특히 영유아들) 등을 맞았다면 이후 30분 정도는 알레르기 반응에 대비할 수 있어야 한다. 물리적으로 기다리지는 못해도 알레르기가 있을 수 있다는 사실만은 반드시 알고 있어야 한다.

검사실에서 A씨가 지킨 수칙은…

15 검사실에서 자신의 이름과 나이를 반복해 말한다

내가 받아야 하는 검사와 결과를 다른 환자의 것과 혼동 없이 정확히 받기 위해서다. 검사실은 '내가 나'임을 증명할 사람이 나 자신밖에 없는 특수한 곳이다.

16 조영제 등에 알레르기가 있으면 검사 전에 반드시 알린다

과거 검사와 관련해 어떤 약물에 알레르기 반응을 일으킨 적(몸에 그 어떤 변화라도)이 있다면 반드시 검사 전 이를 알려야 약물 알레르기로 인한 심장마비 등의 문제를 막을 수 있다.

17 검사를 기다릴 때 몸이 이상하면 반드시 알린다
A씨는 그렇지 않았지만 검사실에서 기다리는 시간이 길어지면 몸이 약한 환자들은 쓰러지는 등의 위험한 상황이 생기기도 한다. 검사 대기실은 병실처럼 의료진이 일일이 환자들을 돌볼 수 없는 곳이므로 몸이 이상하다 싶으면 내가 먼저 주변에 알려야 한다.

18 검사가 끝나면 일으켜줄 때까지 기다린다
질병으로 몸이 약해져 있거나 약물로 인해 신체 상태가 정상이 아닌 환자들은 단순히 넘어지는 것(낙상)으로도 생명을 위협당할 수 있으니 주의해야 한다.

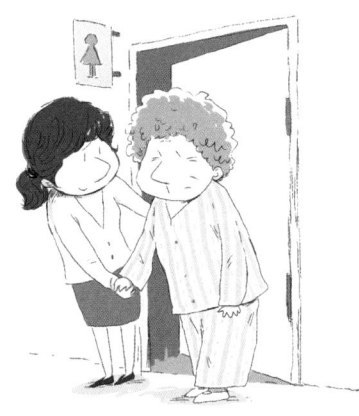

체크	진료실 안전 수칙	관련 페이지
	1 자신의 과거 건강 경력을 기록해둔다	132p
	2 증상에 대해 구체적인 숫자로 말한다	130p
	3 커닝페이퍼를 준비해 이를 보며 대답한다	145p
	4 동사로 대답하고 모르면 모른다고 한다	148p
	5 증상 설명에 사진과 동영상을 적극 이용한다	149p
	6 의사의 말을 중얼대며 받아쓴다	157p
	7 받아와야 할 정보를 모두 적어온다	159p, 161p
	8 병원을 나오기 전 처방전을 받자마자 이름과 주민등록번호를 확인한다	100p
	9 처방전의 사진을 찍어둔다	163p

체크	약국 안전 수칙	관련 페이지
	1 약국에서 약을 받으면서 포장에 적힌 이름과 주민등록번호(혹은 나이)를 확인한다	103p
	2 약사에게 복약 지도를 들으면서 의사에게 들은 내용과 일치하는지 확인한다	105p
	3 쉽지만 지키지 않으면 치명적인 수칙: 약물을 안전한 곳에 보관한다	107p
	4 증상이 같다고 약을 나눠 먹지 않고, 모르는 약을 먹을 때는 사진을 찍어둔다	109p
	5 예방 주사 등의 치료를 받고 30분 정도 병원 근처에 머무르며 관찰한다	110p

체크	검사실 안전 수칙	관련 페이지
	1 검사실에서 자신의 이름과 나이를 반복해 말한다	215p
	2 조영제 등에 알레르기가 있으면 검사 전에 반드시 알린다	216p
	3 검사를 기다릴 때 몸이 이상하면 반드시 알린다	217p
	4 검사가 끝나면 일으켜줄 때까지 기다린다	220p

> 요점 정리
> 포스팅 2

입원한 당신을 위한
아이엠치즈 환자 안전 수칙 15

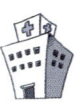 다음은 아이엠치즈 모범 환자 A씨가 검사 결과를 받은 뒤 병원에 입원해 수술을 받게 되면서 생기는 일들이다. A씨가 병원에 입원해 수술과 치료를 받으면서 아이엠치즈 환자 안전 수칙들을 어떻게 지켜나갔는지, 이 수칙들이 환자 안전을 위해 왜 중요한지에 대해 생각하며 읽어보자.

위 내시경 검사 일주일 뒤. A는 결과를 듣기 위해 병원을 다시 찾았다가 청천벽력 같은 소리를 듣게 된다. 내시경을 찍을 때 위에 이상해 보이는 곳이 있어서 조직 검사를 했었는데, 결과가 암이라는 것이다. 다행인 것은 혹이 작아 수술로 치료가 가능하고 다른 부위로의 전이 가능성이 낮다는 것. A는 이 병원에서 수술을 받기로 한다.

며칠 뒤 한 간호사의 안내를 받으며 병원 503호에 입원하게 된 A. 4인 병실에 들어가니 이미 두 명의 환자가 입원해 있다. A는 가족과 함께 짐을 풀고 입원복으로 갈아입은 뒤 병실 문가에 위치한 세면대에서 1분 정도 물과 비누로 손을 깨끗이 구석구석 씻는다. 누가 갖다놓았는지 수건 걸이에 하얀 수건이 걸려 있지만 A는 옆에 있던 일회용 종이 수건으로 손을 닦는다.

잠시 휴식을 취하고 있는데 간호사가 들어와 인사한다. 아까 방으로 안내했던 간호사와 다른 사람이다. 간호사의 손에는 링거줄이 들려 있다. 긴장되는 마음으로 "45세 A입니다."라고 자신을 소개한 A는 간호사가 팔에 링거줄을 연결하기 위해 손에 알콜성 손소독제를 발라 열심히 손을 씻는 것을 바라본다. 곧 주사 바늘이 A의 팔로 들어가고 빨간 피가 탁 하고 튀기듯 링거줄로 차오른다. 연결이 끝난 모양이다. 간호사는 웃으며 인사한 후 건너편 침대에 있는 환자에게 약을 주기 위해 자리를 옮긴다. 주사 바늘이 꽂힌 팔뚝을 바라보니 A는 왠지 불안하다. 수술만 받으면 금방 낫는 것인지, 언제 퇴원하게 되는 것인지 궁금하고 몹시 걱정스럽다. A는 '간호사가 옆 환자에게 약을 다 주면 한꺼번에 물어봐야겠다.'라고 생각한다.

3시간 뒤. 담당 간호사가 들어와 "복부 CT를 찍어야 하니 점심은 거르셔야 합니다."라고 하는 말에 A는 CT는 왜 찍는 것인지 묻는다. 수술 전 혹시라도 암의 전이 여부를 보기 위해서라고 한다. A는 몇 시간 후 CT를 찍기 위해 검사실로 내려간다. 제발 전이되지 않았기를 기도한다. 이번에도 그는 검사실 직원을 보자마자 "45세, A입니다. 예전에 CT를 찍을 때 심장이 조이는 듯한 느낌을 받았습니다."는 말을 전한다. 직원은 알겠다며 의료진과 상의하겠다고 잠시 자리를 뜬다. A는 가족과 함께 대기실에서 기다리면서 접수 창구 옆에 매달린 알콜성 손소독제를 손바닥에 짜고 열심히 손을 비빈다.

잠시 후 A는 무사히 CT 촬영을 마치고 다시 병동으로 올라와 다음 날 수술할 마음의 준비를 한다. CT결과는 '전이 없음'. 눈을 감고 많은 생각에 잠겨 있는데 처음 보는 간호사와 의사가 방으로 들어와 그의 이름을 묻는다. "45세 A입니다. 내일 위암 수술을 받기로 되어 있습니다." 그들은 A의 상태와 복부 수술 부위를 확인한 뒤 살갗에 무언가 그림을 그리더니 "수술 잘 받으세요."라고 말하며 자리를 뜬다. 수술 부위를 확인하려는 것 같다.

수술 당일, A는 아침부터 찾아온 누군가에 의해 잠을 깬다. 채혈사다. A는 피를 뽑는다는 말에 벌떡 깨어서는 "45세, A입니다."라고 자신을 소개한다. 환자 팔찌를 확인하며 이름과 나이를 재차 확인하던 채혈사는 웃으면서 "따끔합니다."라고 작게 말한 뒤 실험관 몇 개에 A의 혈액을 채취하고는 사라진다. 잠이 달아나버린 A. 곧 수술이라니, 가슴이 쿵쾅거린다.

수술실에 들어가기까지 A는 수차례 여러 명의 병원 의료진 및 직원으로부터 신원 확인에 관한 질문을 받는다. "환자분 성함이 어떻게 되세요?", "45세, A입니다. 위암 수술 받습니다." A는 무척 긴장되지만 질문을 받을 때마다 열심히 대답한다. 잠시 후 수술실에 들어선 A. 떨리는 마음도 잠시, 침대에서 마취제를 맞고 순식간에 잠이 든다. "가슴이 답답하거나 몸이 이상하면 얘기하세요."라고 말하는 의사의 목소리도 희미해져간다. 긴장되는 마음도 이내 편해진다.

A가 눈을 뜬다. 수술실이 아닌 어딘가에 누워 있다. 가족들은 A가 깨어나자 "수술이 잘 되었대요."라고 웃으며 손을 잡는다. 마취가 풀리면서 통증도 함께 몰려오기 시작한다. A가 깬 것을 본 한 간호사가 다가오더니 상태를 묻는다. "45세 A입니다. 통증이 좀 심한데요." 기계처럼 자동적으로 이름과 나이를 말한 A. "통증 정도를 0(없음)에서 10(극심)까지 숫자로 얘기해주세요."라는 간호사의 물음에 "7 정도 되는 것 같아요."라고 대답한다. 진통제를 맞고 통증이 줄어들자 다시 병실로 이동한다.

수술은 성공적이었다. 하지만 수술 뒤 체력이 급격히 떨어진 A는 하루 종일 침대에 누워 일어날 생각조차 못하고 있다. 간호사들은 시간이 되면 들어와 A에게 약을 준다. 약이 오면 A는 그때마다 "45세, A입니다."라고 본인을 소개한 뒤 먹는 약이라면 원래 먹던 약과 다르지는 않는지 눈여겨 비교해본다. 뭔가 달라졌다면 간호사에게 그 이유를 묻고, 약을 먹은 뒤에도 몸이 그 약에 어떤 반응을 보이는지 세심하게 챙긴다. 어차피 몸이 불편하기도 하지만 A는 약이 나올 때 즈음이 되면 의식적으로 자리를 뜨지 않고 기다린다. 한편 가족들은 '한 평의 버블' 원칙을 열심히 실천하고 있다. 환자의 침대를 주변으로 한 평 정도의 공간만큼은 보이지 않는 세균들로부터 보호하기. A에게 무언가를 할 때마다 알콜성 손소독제로 손을 씻어 청결히 하도록 노력한다. A에게 찾아온 방문객들에게도 "손을 씻어주세요."라는 말을 잊지 않는다. 울음을 터뜨리며 들어와서 아들의 얼굴부터 부여잡으려는 A의 노모에게는 "주치의가 손부터 씻어야 한대요."라는 말로 설득한다.

어느 덧 수술 후 일주일이 지났다. 혼자 걷고 움직일 만한 기력을 회복한 A는 수술 부위도 잘 아물어 퇴원을 하게 된다. 왠지 봄의 햇살이 더 따뜻하게 느껴지는 날이다. A는 가족들의 손을 꼭 잡고 병원을 나선다.

병원에 입원해 수술, 치료를 받은 A씨는 생애 첫 수술임에도 불구하고 입원 환자를 위한 15가지 아이엠치즈 환자 안전 수칙을 훌륭하게 잘 지켜냈다. A씨의 가족들도 마찬가지였다. 구체적으로 어떤 수칙들이었는지 자세히 살펴보자.

입원 병실에서 A씨가 지킨 수칙은…

1 모든 의료진이 자신을 처음 본다 생각하고 본인을 확실히 알린다
"45세, A입니다." 이름과 나이 등의 환자 확인은 병원에서 가장 중요한 안전 수칙이다. 의료진도 환자 팔찌 등을 통해 환자의 신원을 철저히 확인하고 있지만 우리도 이를 알고 적극적으로 자신을 알려야 한다. 환자가 뒤바뀌면서 생길 수 있는 문제들(남의 약물, 남이 받아야 하는 치료, 다른 검사 등)을 완벽히 막을 수 있다.

2 치료나 검사 등 무언가를 받게 된다면 왜 받는 것인지 확실히 이해한다
스스로의 치료에 대해 잘 아는 것은 환자 권리와 의무의 핵심일 뿐 아니라 받지 않아도 되는, 혹은 받으면 안 되는 남의 치료와 검사 등을 피해 갈 수도 있다.

3 안전하고 정확한 핸드오프(근무 교대)를 돕는다
A씨의 이야기에 나오지는 않았지만 입원한 환자를 두고 이루어지는 의료진의 근무 교대는 환자의 핵심 정보가 한 의료진으로부터 다음 의료진으로 전달되는 매우 중요한 순간이다. 나의 중요한 정보가 전달되는 시간이므로 건강 상태에 관한 응급 상황이 아니라면 기타 요구 사항이나 질문들은 잠시 미루자.

4 감염 방지를 위한 최고의 치즈: 한 평의 버블을 지킨다

앓고 있는 질환과 관계없이 사망에까지 이를 수 있는 '감염'은 환자 안전에서 매우 중요한 이슈다. 의료진과 환자, 보호자 모두가 실천해야 할 가장 중요하고 기본적인 감염 예방의 안전 수칙은 바로 손 씻기. 환자의 침대를 중심으로 한 평의 공간(한 평의 버블)만큼은 청결하게 유지해 몸이 약한 환자를 감염으로부터 보호해야 한다.

5 손에 알콜성 손소독제를 바르고 물감을 닦아내듯 손을 비빈다

손을 깨끗이 씻는 것도 중요하지만 말릴 때 공용 수건 말고 일회용 종이 수건을 사용하는 게 좋다. 공용 수건에 닦으면 오히려 세균이 더 증가하는 아이러니한 상황이 생길 수 있다는 사실. 알콜성 손소독제를 이용해 20~30초 정도 손 구석구석을 깨끗이 닦으면 쉽고 효과적이다.

6 손을 씻지 않는 방문객 등에게 주치의의 권위를 빌려 손을 씻도록 권한다

환자에게 문병을 온 사람들에게 "손을 씻으라."고 말하는 것이 껄끄럽더라도 그들이 외부에서 가져온 균들을 그대로 환자에게 옮기는 것을 그냥 둘 수는 없다. 이때에는 "주치의가 반드시 손을 씻고 환자를 만나라고 했다."고 말하며 환자와 한 평의 버블을 지킨다.

📋 약물을 먹거나 투여받으며 A씨가 지킨 수칙은…

7 약을 받기 전 나이와 이름을 간호사에게 반복해 말한다
의료진이 확인하더라도 환자 스스로 이름과 나이를 다시 한 번 말해 본인을 확인시킴으로써 남의 약을 먹거나 맞는 것을 막을 수 있다.

8 건네받은 약 포장의 이름과 나이를 다시 한 번 확인한다
남의 약을 먹거나 맞는 것을 막기 위해서다. 동명이인, 비슷한 이름 등과 혼동될 수 있으므로 반드시 이름 이외에 나이(혹은 생년월일)도 덧붙여서 말한다.

9 약 나올 시간엔 자기 침대에서 기다린다
자기 침대에서 약을 기다리는 것은 수많은 환자들에게 약을 전달하는 간호사들을 돕는 동시에 내가 정확한 시간에 정확한 약을 받기 위함이다. 올바르고 효과적인 치료를 받기 위한 매우 중요한 안전 수칙이다.

10 급하지 않다면 약을 주러 병실에 들어온 간호사를 방해하지 않는다
약물을 투여할 때 안전과 관련된 가장 큰 위험요소는 '주의 분산'이다. 응급 상황이 아닌 질문이나 요구라면 간호사가 병실의 환자들에게 약물을 모두 줄 때까지 잠시만 기다리자. 나를 포함한 그 병실 내 환자 모두의 안전을 위하는 방법이다.

11 어떤 약을 먹고 있는지 변화를 이해한다

지난번과 비교해 무언가 약이 달라졌다거나, 또는 달라진 약에 대해 의문이 든다면 이에 대해 의료진에게 묻고 이해해야 한다. 이는 올바른 약물을 투여받기 위한 안전 수칙인 동시에 이렇게 함으로써 환자는 스스로 치료가 바뀌어가는 과정을 지켜볼 수 있다.

12 무언가 이상한 기분이 들면 망설이지 말고 물어본다

약물 등의 치료를 받으면서 무언가 의문이 생길 때는 망설이거나 두려워하지 말고 질문하거나 말을 해야 한다. 환자나 보호자가 느끼는 '뭔가 이상하다.'는 직감이 안전 문제를 짚어내는 데 도움이 되기도 한다.

13 투약 후 몸이 이상하다 느껴지면 바로 말한다

A씨는 과거 CT 촬영을 위해 조영제를 맞은 뒤 심장이 조이는 듯한 느낌을 받았다. 이처럼 투약 후 몸이 가렵거나, 붓거나, 숨이 차거나, 가슴이 답답하다는 등의 증상이 나타나면 반드시 의료진에게 알려야 한다. 이런 알레르기 반응은 본인만이 느낄 수 있다. 병원에서는 이런 상황에 대처할 수 있는 다양한 약물과 장비가 있기 때문에 일찍 알리기만 하면 별 탈 없이 나을 수 있다.

수술실에서 A씨가 지킨 수칙은…

14 의료진이 물을 때마다 이름, 나이, 수술 부위를 정확히 대답한다

수술에서의 환자 안전과 관련된 위험요소는 다른 환자, 다른 부위에 수술을 받는 것으로 이를 완벽히 막기 위해서는 반복되는 환자 확인이 가장 중요하다. 이를 위해 병원에서는 여러 의료진이 환자를 볼 때마다 이름과 나이 등을 확인하는데, 우리는 그때마다 지나치다 싶을 만큼 열심히 자신의 정보를 주어야 한다.

15 수술 부위를 표시하는 단계가 있다는 것을 예상한다

의료진은 수술 전에 수술 부위를 특수하게 표시해놓는다. 다른 부위에 수술을 받는 문제를 막기 위해서이므로 미리 수술 부위 표시 단계가 있다는 것을 알고 있어야 한다.

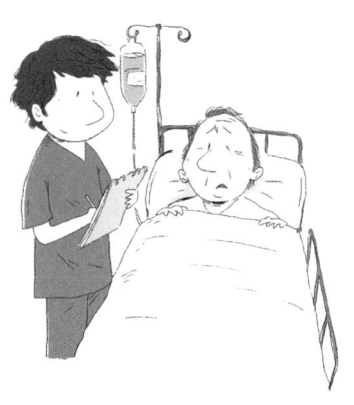

체크	입원실 안전 수칙	관련 페이지
	1 모든 의료진이 자신을 처음 본다 생각하고 본인을 확실히 알린다	225p
	2 치료나 검사 등 무언가를 받게 된다면 왜 받는 것인지 확실히 이해한다	226p
	3 안전하고 정확한 핸드오프(근무 교대)를 돕는다	223p
	4 감염 방지를 위한 최고의 치즈: 한 평의 버블을 지킨다	266p
	5 손에 알콜성 손소독제를 바르고 물감을 닦아내듯 손을 비빈다	268p, 269p
	6 손을 씻지 않는 방문객 등에게 주치의의 권위를 빌려 손을 씻도록 권한다	272p

체크	약물 안전 수칙	관련 페이지
	1 약을 받기 전 나이와 이름을 간호사에게 반복해 말한다	87p
	2 건네받은 약 포장의 이름과 나이를 다시 한 번 확인한다	89p
	3 약 나올 시간엔 자기 침대에서 기다린다	90p
	4 급하지 않다면 약을 주러 병실에 들어온 간호사를 방해하지 않는다	92p
	5 어떤 약을 먹고 있는지 변화를 이해한다	93p
	6 무언가 이상한 기분이 들면 망설이지 말고 물어본다	94p
	7 투약 후 몸이 이상하다 느껴지면 바로 말한다	96p

체크	수술실 안전 수칙	관련 페이지
	1 의료진이 물을 때마다 이름, 나이, 수술 부위를 정확히 대답한다	193p
	2 수술 부위를 표시하는 단계가 있다는 것을 예상한다	198p

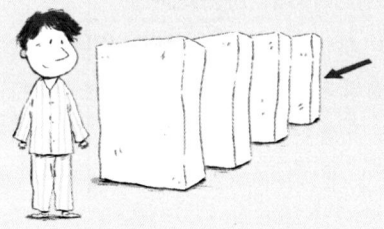

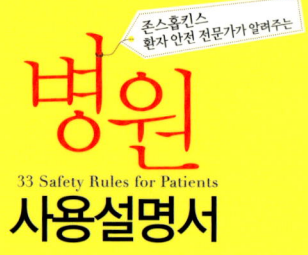

존스홉킨스
환자 안전 전문가가 알려주는

병원
33 Safety Rules for Patients
사용설명서